图解 按摩艾灸刮痧 拔罐敷贴良方

王彤 编著

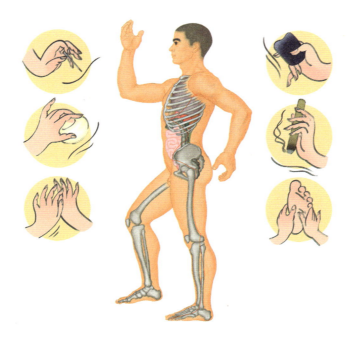

电子工业出版社·

Publishing House of Electronics Industry

北京·BEIJING

图书在版编目（CIP）数据

图解按摩艾灸刮痧拔罐敷贴良方 / 王彤编著.
北京 ： 电子工业出版社，2025. 3. -- ISBN 978-7-121
-49486-4

Ⅰ. R244-64；R245.81-64

中国国家版本馆CIP数据核字第2025R6P448号

责任编辑：刘伊菲
印　　刷：天津画中画印刷有限公司
装　　订：天津画中画印刷有限公司
出版发行：电子工业出版社
　　　　　北京市海淀区万寿路173信箱　　　邮编：100036
开　　本：720×1000　　1/16　　印张：10　　字数：191千字
版　　次：2025年3月第1版
印　　次：2025年3月第1次印刷
定　　价：49.80元

凡所购买电子工业出版社图书有缺损问题，请向购买书店调换。若书店售缺，请与本社
发行部联系，联系及邮购电话：（010）88254888，88258888。

质量投诉请发邮件至 zlts@phei.com.cn，盗版侵权举报请发邮件至 dbqq@phei.com.cn。

本书咨询联系方式：（010）68161512，meidipub@phei.com.cn。

目录 Contents

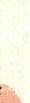

编者公告

　　本书为广大读者提供了养生保健的相关知识，旨在帮助读者树立自我保健的意识，并不能代替医生的治疗处方。如果您怀疑自己身患疾病，建议您及时就医并接受必要的治疗。

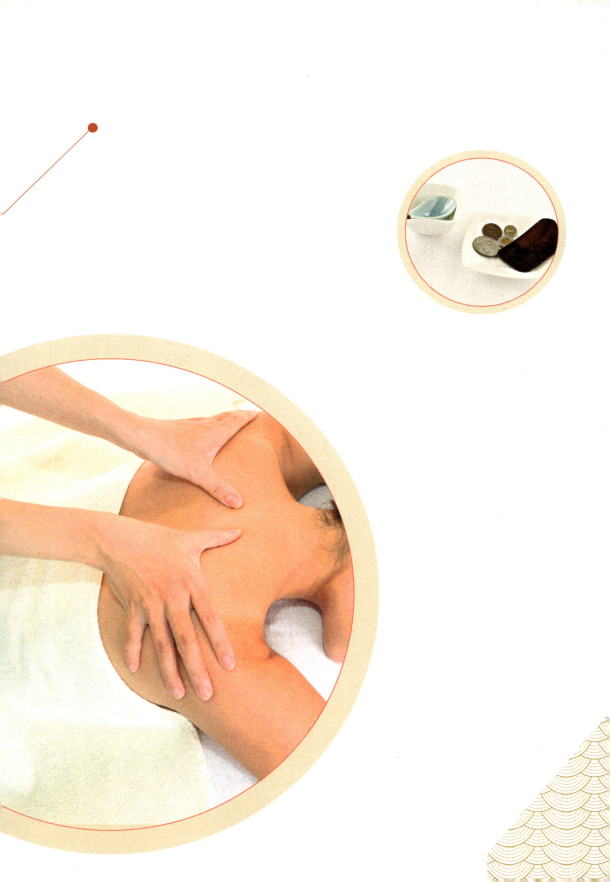

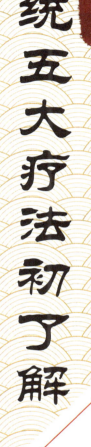

第一章

传统五大疗法初了解

传统五大疗法包括按摩、艾灸、刮痧、拔罐、敷贴，这五大疗法虽然都有扶正祛邪、强身健体的功效，但是其各自也都有独特的功效、施治技巧及宜忌病症。那么，我们该如何选择疗法、如何施治才能达到最佳的调理或治疗效果呢？本章将详细介绍传统五大疗法的功效、施治技巧、宜忌病症等知识，以帮助读者了解传统五大疗法。

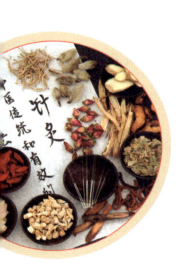

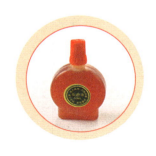

按摩疗法
——消病痛，促康复

● 按摩的功效有这些

增强免疫力

有报告指出，适当地按摩穴位有增加白细胞的作用，白细胞是和人体免疫力有关的血液成分。因此，适当地按摩穴位能增强免疫力。也有报告指出，对穴位进行较长时间的按摩产生的温度也能增加白细胞，或增加白细胞中在免疫力方面有特别重要作用的淋巴细胞。

平衡血压

有研究指出，按摩可以抑制交感神经的活动，使较高的血压下降，也可以促进交感神经的活动，使较低的血压上升。

另外，对背部的心俞及腹部的巨阙实施刺激，也会使较高的血压下降。

调节脏腑功能

按摩主要通过使人体自主神经出现变化，从而起到调节脏腑功能的作用。在脏腑功能发生异常或病变时，自主神经会出现变化，让皮肤产生知觉异常或出现肌肉长硬块的现象，按摩会缓解这种现象。对皮肤或肌肉进行按摩时，会引起自主神经的反射，调整相应的被按摩的皮肤或肌肉部分。自主神经有交感神经与副交感神经两种具有相反作用的神经，自主神经以此来保持平衡。

修复组织

按摩可以促进局部血液循环，增强韧带、关节囊等软组织的新陈代谢功能，进而改善韧带、关节囊等软组织的弹性，解除软组织粘连，促进软组织内水肿的吸收，达到对受损软组织治疗的作用。

镇痛麻醉

人体在进行穴位按摩时脑部会释放一些类似脑啡肽的物质，其具有镇痛镇静作用。而在非穴位的部位给予同样的按摩时，不会释放类似物质，但会有镇痛的效果。因其机制不同，故其镇痛的效果较按摩穴位时弱。

常用按摩工具

米粒、菜籽、花籽、王不留行籽。先在割成一厘米见方的胶布的中央，放置一颗米粒、菜籽、花籽或王不留行籽，然后贴在穴位上。如此，便可给予穴位长时间的微量刺激。特别是在指压或按摩后，以此刺激穴位，有保持按摩效果的作用（图①）。

木槌、按摩棒、击打棒。用木槌击打肩、背、大腿等受力区域较大的部位，可以缓解疲劳，疏通筋络；按摩棒要使用突出的一端进行击打按摩；击打棒击打的面积比较小，不易因操作不慎而使身体受到伤害（图②）。

牙签、梳子。可以将牙签绑成一束，或将梳子的齿面对准穴位来刺激穴位（图③、图④）。

圆珠笔、铅笔。在使用手指进行指压不能很好地用力时，可以使用无笔芯的圆珠笔或未用过的铅笔等刺激穴位（图⑤）。

吹风机、热水袋。生活中可以将吹风机调至适当温度对准穴位吹，也可以用热水袋温熨，借此来刺激穴位（图⑥、图⑦）。

牙刷、软毛刷、浴刷。使用牙刷、软毛刷、浴刷沿经络循行线路进行梳理或刷擦，可以代替摩法或擦法。注意，在刷擦时一定要控制力度，不可将皮肤划破（图⑧）。

网球。网球常用于按摩脊椎骨两侧及足底的穴位（图⑨）。

核桃、小球。用手握住两个核桃或小球，用手指的运动带动核桃或小球相互摩擦转动，可以达到锻炼手指灵活性，进而锻炼大脑的效果（图⑩）。

鹅卵石。脱掉鞋袜，赤脚走在公园或广场的鹅卵石路上，可以达到按摩足底穴位的效果（图⑪）。

滚摩器。滚摩器是带滚轮的按摩工具，可以用来按摩背、胸、大腿、小腿等脂肪或肌肉厚实的部位。在使用时可以将滚摩器放在想按摩的部位，稍稍用力，做上下移动，每次6～10分钟即可。注意，每次使用滚摩器的时间不要过长，同时力度不要太重（图⑫）。

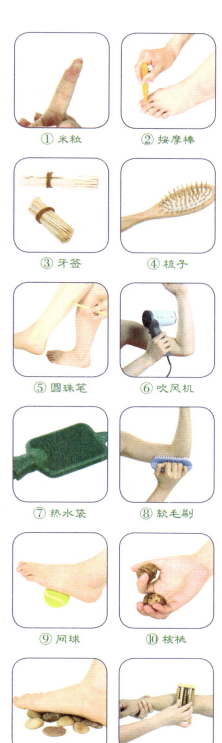

① 米粒　② 按摩棒　③ 牙签　④ 梳子　⑤ 圆珠笔　⑥ 吹风机　⑦ 热水袋　⑧ 软毛刷　⑨ 网球　⑩ 核桃　⑪ 鹅卵石　⑫ 滚摩器

常见按摩技巧

按是用手指指腹、肘关节或手掌掌面着力于治疗部位或穴位上，逐渐用力按，按而留之（不捻动）的方法。

指腹按法。 用手指指腹按，如果施力不足，那么可以用双手拇指重叠按（图①）。

屈指按法。 用屈曲的指间关节突起部位稍稍用力按（图②）。

屈肘按法。 施术者屈肘，用肘关节鹰嘴突起按（图③）。

双手手掌重叠按法。 施术者将右手手掌放于左手手背上，重叠按（图④）。

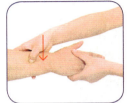
① 指腹按法

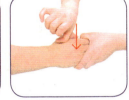
② 屈指按法

动作指导

垂直按，固定不动，力度逐渐由轻到重，稳而持续，忌用暴力。

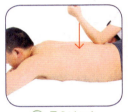
③ 屈肘按法

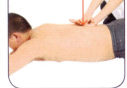
④ 双手手掌重叠按法

功效和适用病症

按具有疏松筋骨、消除肌肉紧张、温中散寒、调和气血、抑制神经亢进、缓解神经疼痛等效果，主要用于改善腰背疼痛、头痛、下肢疼痛、脘腹疼痛等。

揉是用手指指腹、手掌鱼际或掌面着力于身体体表部位或穴位上，轻柔缓和地回旋揉动的方法。

指揉法。 用指腹或指端轻按某个穴位或部位，轻柔地进行小幅度的回旋揉动。

大鱼际揉法。 用大鱼际着力于某个穴位或部位，轻柔地进行回旋揉动（图⑤）。

掌揉法。 掌根着力，手腕放松，以前臂进行主动运动，带动腕掌进行小幅度的回旋揉动（图⑥）。

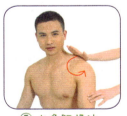
⑤ 大鱼际揉法

动作指导

轻按施术部位，带动该处皮下组织一起揉动。

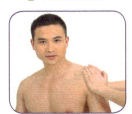
⑥ 掌揉法

揉具有宽胸理气、消积导滞、活血化瘀、疏通经络、消肿止痛、缓解疲劳等效果，主要用于改善脘腹胀痛、胸闷、便秘、腹泻、头痛、眩晕、面瘫、四肢软组织损伤等，也可以用于头部、面部及腹部的保健和减肥。

（拿）

拿是用拇指和食指、中指或用拇指和其余四指对合呈钳状，施以夹力，以掌指关节的屈伸运动所产生的力拿捏施术部位的方法。

三指拿法。拇指和食指、中指相对用力，拿捏施术部位（图⑦）。

五指拿法。拇指和其余四指相对用力，拿捏施术部位（图⑧）。

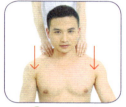

⑦ 三指拿法

动作指导

手腕放松，灵活用力，动作缓和而连贯，保持匀速。

功效和适用病症

拿具有舒筋通络、活血行气、开窍止痛、缓解疲劳等效果，主要用于改善颈、肩、四肢等部位的酸痛和麻木。

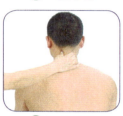

⑧ 五指拿法

（捏）

捏是用两根或两根以上的手指拿捏身体某个部位的皮肤后，手指进行对称性挤压的方法。

三指捏法。将两个手腕关节略背伸，拇指横抵于皮肤，食指、中指置于拇指前方的皮肤处，以拇指、食指、中指捏拿皮肤，双手边捏边交替前进（图⑨）。

二指捏法。将两个手腕关节略尺偏，食指中节外侧横抵于皮肤，拇指置于食指前方的皮肤处，以拇指、食指拿捏皮肤，两手边捏边交替前进（图⑩）。

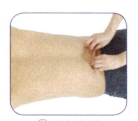

⑨ 三指捏法

动作指导

拇指在下，食指、中指在上，相对用力拿捏皮肤，力度适中，动作均匀。

功效和适用病症

捏具有疏通气血、通达经络、祛除邪气等效果，主要用于改善疲劳性四肢酸痛。

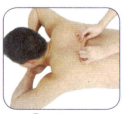

⑩ 二指捏法

搓

搓是双手对某个部位相对用力做快速搓揉动作，同时进行上下往返移动，其作用力可达肌肉、肌腱、筋膜、骨骼、关节囊、韧带等部位。

掌搓法。用双手掌面夹住施术部位，做搓揉动作（图⑪）。

侧掌搓法。用双手掌侧夹住施术部位，做搓揉动作（图⑫）。

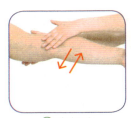

⑪ 掌搓法

动作指导

双手用力对称，快速搓揉，缓慢移动。

功效和适用病症

搓具有调和气血、疏通经络、通利关节、放松肌肉、消除疲劳等效果，主要用于缓解肢体酸痛，尤其适用于改善关节活动不利及肋部疼痛等。

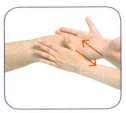

⑫ 侧掌搓法

 点

点是以指端或屈曲的关节突起部分按压于某个穴位的方法。

拇指端点法。手握空拳或手掌稍微屈曲，拇指伸直，以拇指指端压于相关部位（图⑬）。

屈拇指点法。以手握拳，将拇指屈曲抵住食指中节外侧，并将拇指指间关节外侧压于施术部位（图⑭）。

屈食指点法。以手握拳并突出食指，将食指近端指间关节压于施术部位。

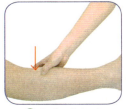

⑬ 拇指端点法

动作指导

点按胸部时配合呼吸，在被按摩者呼气时点按；点按腰部的肾俞时，着力方向由内略向上斜；点按委中时，被按摩者俯卧于床上，施术者使用拇指端点法用力向上至放射感向上传，用力向下至放射感向下传。

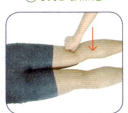

⑭ 屈拇指点法

功效和适用病症

点具有开通闭塞、活血止痛、调整脏腑功能等效果，主要用于缓解各种疼痛。

 掐

掐是以指端重按而不刺破皮肤的方法。

双手掐法。用双手拇指指端同时重按身体的穴位（图⑮）。

单手掐法。用单手拇指指端重按身体的穴位（图⑯）。

 动作指导

用指甲垂直重按穴位，力度较重而刺激面积较小，不宜用力抠，以免损伤皮肤。

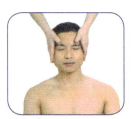

⑮ 双手掐法

功效和适用病症

掐具有疏通经络、消肿散瘀、镇惊安神、开窍等效果，主要用于改善头晕头痛、中暑、晕厥、癫痫、小儿惊风等。

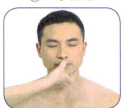

⑯ 单手掐法

（弹）

弹是先用单手拇指或中指扣住食指，然后用食指做拨动滑脱动作，使食指指背弹打在某个部位的方法。其适用于四肢关节，可以在关节周围进行操作（图⑰、图⑱）。

压弹法。按压脊柱后用寸劲弹起。

间歇压弹法。一弹一松按压被按摩者的脊柱。

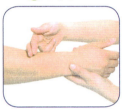

⑰ 弹法 1

动作指导

弹打的力度逐渐由轻到重，着力有弹性。

功效和适用病症

弹具有通利关节、放松肌肉、祛风散寒、消除疲劳等效果，主要用于改善头痛等。

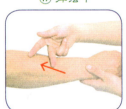

⑱ 弹法 2

（拨）

拨是将拇指深按于施术部位，进行单向或往返拨动的方法。

拇指拨法。以拇指指纹面按于施术部位，以上肢带动拇指，垂直于肌腱、肌腹、条索，往返用力推动（图⑲）。

掌指拨法。将双手拇指重叠进行操作。将一手拇指指腹置于施术部位，将另一手手掌置于该拇指之上，以手掌发力，以拇指着力，垂直于肌腱、肌腹、条索，往返用力推动（图⑳）。

肘拨法。将尺骨鹰嘴着力于施术部位，垂直于肌腹，往返用力推动。

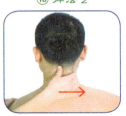

⑲ 拇指拨法

 动作指导

垂直用力，拨的方向根据施术部位的病变走向而定。

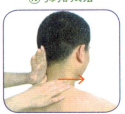

⑳ 掌指拨法

拨具有缓解肌肉痉挛、松解组织粘连、舒筋通络、滑利关节、消肿止痛等效果，主要用于肩周炎、颈椎病，可以有效缓解落枕、腰肌劳损、四肢酸痛无力等。

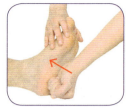

㉑ 拳叩法

叩

叩是施术者指尖、大小鱼际、掌根相互配合，于施术部位进行有节律敲打的方法。

指尖叩法。将五指微屈，用五指指端敲打穴位，一般适用于头部、面部、胸部及腹部等。

掌叩法。将手指自然松开，并将手腕伸直，用掌根叩击体表，适用于头顶、腰部、臀部及四肢等。

拳叩法。适用于肌肉丰厚处，如足底、腰部、背部等（图㉑）。

小鱼际叩法。适用于腰部、背部及四肢等（图㉒、图㉓）。

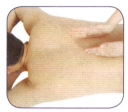

㉒ 小鱼际叩法1

将腕关节放松，快速、短暂用力，垂直叩打体表，速度均匀且有节律。

叩具有舒筋通络、调和气血、缓解疲劳等效果，主要用于改善失眠、慢性疲劳综合征、关节炎等。

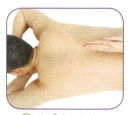

㉓ 小鱼际叩法2

啄

啄是手指自然屈曲呈爪状或聚拢呈花状，腕部上下屈伸摆动，带动手指垂直于施术部位着力，似鸡啄米状的方法。

双手啄法。以双手同时着力于施术部位，力度适当，节奏均匀（图㉔）。

单手啄法。以单手似鸡啄米状着力于局部（图㉕）。

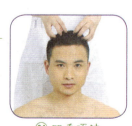

㉔ 双手啄法

腕部放松，以腕部施力，力度均匀缓和，手指垂直于体表。

啄具有安神醒脑、疏通气血、活血化瘀、开胸顺气、解痉止痛等效果，主要用于改善头痛、失眠等。

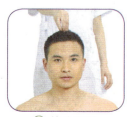

㉕ 单手啄法

拍 捶

拍是将五指并拢，并将掌指关节微屈，用手拍打身体某个部位的方法；捶是用空心拳或拳侧面捶击身体某个部位的方法。

拍法。 分为指拍、指背拍和掌拍（图㉖）。

捶法。 分为侧拳捶和握拳捶（图㉗）。

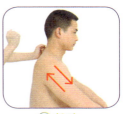
㉖ 拍法

动作指导

放松腕关节，以腕部发力，力度由轻到重，由慢到快，或一阵快、一阵慢地交替操作，动作协调、灵活，着力有弹性。

功效和适用病症

拍、捶具有行气活血、疏通气血、放松肌肉、祛风散寒、消除肌肉疲劳、缓解酸胀等效果，主要用于改善慢性风湿性关节炎、腰肌劳损等。

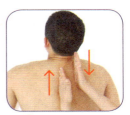
㉗ 捶法

擦

擦是用指腹、掌面或指面紧贴被按摩者的皮肤，进行直线往返摩擦的方法。

手指擦法。 用拇指、食指、无名指和小指指腹来回摩擦皮肤。

鱼际擦法。 用小鱼际或大鱼际来回摩擦皮肤（图㉘、图㉙）。

掌擦法。 用手掌来回摩擦皮肤（图㉚）。

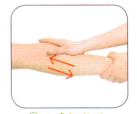
㉘ 小鱼际擦法

动作指导

放松上肢，腕关节自然伸直，以上臂带动手，用全掌、大鱼际或小鱼际对施术部位进行上下或左右的直线往返摩擦，作用力较浅，仅作用于皮肤及皮下。

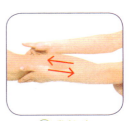
㉙ 大鱼际擦法

功效和适用病症

擦具有祛除寒邪、益气养血、活血通络、消肿止痛、祛风除湿、温经散寒、补虚强身等效果，主要用于调理呼吸系统病症、消化系统病症及运动系统病症，如咳嗽、支气管炎、支气管哮喘、胃炎、消化不良等。

㉚ 掌擦法

摩是将掌面或指面轻放于施术部位，进行环形或直线往返摩擦的方法。

掌摩法。手掌自然伸直，腕关节略背伸，将手掌平置于施术部位，以肘关节为支点，前臂做主动运动，通过手掌进行环形或直线的往返摩擦（图㉛、图㉜）。

指摩法。手掌自然伸直，食指、中指、无名指和小指并拢，腕关节略屈，以食指、中指、无名指及小指指面着力于施术部位，通过手指进行环形或直线的往返摩擦（图㉝）。

动作指导

以腕关节连同前臂进行轻缓而有节律的盘旋或直线往返摩擦，以被按摩者的皮肤产生温热感为宜。

功效和适用病症

摩具有散瘀消积、祛除寒邪、理气和中、健脾和胃、疏通经络、活血止痛等效果，主要用于改善胃脘痛、胸胁胀满、腹泻、便秘、咳嗽、月经不调、阳痿、遗精等。

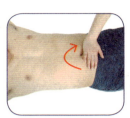

㉛ 顺时针掌摩法

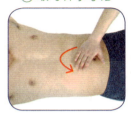

㉜ 逆时针掌摩法

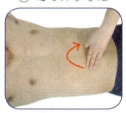

㉝ 指摩法

推是用手指指腹、掌根或拳面等着力于施术部位或穴位，进行单向直线推动的方法。

分推法（图㉞、图㉟）。

指推法。将拇指指腹着力于施术部位或穴位，将其余四指置于对侧或相应的位置以固定助力，进行单向直线推动（图㊱）。

掌推法。以掌根着力于施术部位，将腕关节背伸，并将肘关节伸直，进行单向直线推动（下页图㊲）。

肘推法（下页图㊳）。

动作指导

操作时应循着与皮肤平行的方向，使用适当的压力，进行单向直线推动。

功效和适用病症

推具有疏通经络、行气消瘀、放松皮肤、调节神经等效果，主要用于改善高血压、头痛、头晕、失眠、腰背僵硬、腹胀、便秘等。

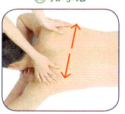

㉞ 分推法 1

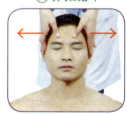

㉟ 分推法 2

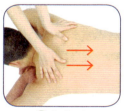

㊱ 指推法

抖是用单手或双手握住肢体远端，如腕部、踝部等，进行上下、左右的小幅度连续摆动的方法。

上肢抖法。 握住腕部，将腕部向外抬高约60°，两个前臂同时施力，进行连续上下抖动（图㊴）。

下肢抖法。 握住踝部，将下肢抬离床面约30°，两个前臂同时施力，进行连续上下抖动（图㊵）。

动作指导

施术者握住被按摩者的肢体远端，在牵拉的同时用柔劲进行上下、左右抖动，使被按摩者的肢体随着施术者抖动的力量做波浪样的起伏运动。

功效和适用病症

抖具有舒展筋骨、滑利关节、消除疲劳、增强人体功能的效果，主要用于改善肩臂疼痛、腰腿疼痛等。

滚是掌指关节微屈，用手掌背面的小指背侧紧贴于皮肤体表用力，连续摆动腕掌，进行前臂旋转和腕关节屈伸运动的方法。

侧滚法。 用小指背侧着力于施术部位，以小指背侧为支点，将肘关节微屈并放松，靠前臂的旋转及腕关节的屈伸使产生的力持续地作用于相关部位（图㊶）。

拳滚法。 将小指、无名指、中指背侧及其掌指关节着力于施术部位，以小指背侧为支点，手关节微屈并放松，靠前臂的旋转及腕关节的屈伸使产生的力持续地作用于相关部位（图㊷）。

动作指导

为了使滚的动力集中在手指上，在滚动前将手关节微屈，并将各指微伸，将手背平贴于施术部位以助发力。

功效和适用病症

滚具有疏通气血、祛除寒邪、通达经络等效果，主要用于改善颈椎病、肩周炎、腰椎间盘突出、半身不遂、痛经、月经不调等。

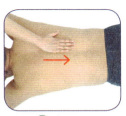

㊲ 掌推法

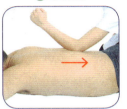

㊳ 肘推法

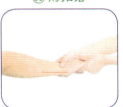

㊴ 上肢抖法

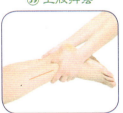

㊵ 下肢抖法

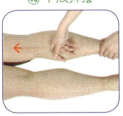

㊶ 侧滚法

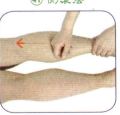

㊷ 拳滚法

摇是以关节为轴心，摇动肢体并使之做顺势回旋运动的方法。双轴和多轴关节都可以摇，如腕关节摇动、肩关节摇动等。

颈部摇法。被按摩者取坐位，施术者站在被按摩者的侧后方，一手扶住被按摩者的头顶后部，另一手托住被按摩者的下颌，进行缓慢的环旋摇动（图㊸、图㊹）。

肩部摇法。以右肩为例，施术者站在被按摩者的右后方，左手按住被按摩者的右肩，右手握住被按摩者的右腕，环旋摇动被按摩者的肩关节（图㊺）。

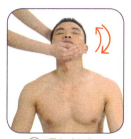

㊸ 颈部摇法 1

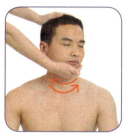

㊹ 颈部摇法 2

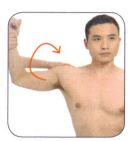

㊺ 肩部摇法

动作指导

摇的幅度应依关节病情而定，且身体其他部位不应晃动。

功效和适用病症

摇具有松解粘连、滑利关节、提高肢体活动能力等功效，主要用于改善各种软组织损伤及运动功能障碍等。

按摩需留意

适宜按摩的病症和各种保健

内科病症。感冒、哮喘、失眠、偏头痛、低血压、高血压、冠心病、慢性胃炎、胃溃疡、胃下垂、肠炎等。

外科病症。扭伤、关节脱位、腰肌劳损、肌肉萎缩、三叉神经痛、肋间神经痛、股神经痛、坐骨神经痛、腰背神经痛、四肢关节痛、风湿性关节炎等。

妇科和男科病症。痛经、闭经、月经不调、乳房肿块、围绝经期综合征、遗精、疝气、阳痿、性冷淡等。

儿科和五官科病症。小儿咳嗽、小儿遗尿、小儿夜啼、近视、青光眼、牙痛、慢性鼻炎、口腔炎、口角炎等。

紧急病症。中暑、心绞痛、鼻出血、腿抽筋等。

各种保健。中老年保健、美容、减肥等。

不宜按摩的病症、禁按部位及一些特殊情况

血压过高或严重心、肝、肺、肾功能不全。

肝炎、结核病等传染性疾病。

血友病、白血病。

急性阑尾炎、胃穿孔等急症。

烫伤和开放性伤口等皮肤损伤，以及湿疹、丹毒、脓肿等皮肤科病症。

急性软组织损伤导致的局部组织肿胀。

不明原因的急性脊柱损伤伴脊髓异常病症。

各种骨折和关节脱位。

可疑或已经明确诊断出的骨关节或软组织肿瘤病症。

脊髓型颈椎病、椎动脉型颈椎病。

中央型腰椎间盘突出。

精神性病症。

女性经期及妊娠期时不宜按摩腹部、腰骶部和髋部，且在妊娠期时不宜按摩肩井、合谷、三阴交和昆仑等穴位。

年老多病、骨骼受伤。

患病时间比较长，且体质较弱，连最轻微的推拿、按压也无法忍受。

极度疲劳和醉酒。

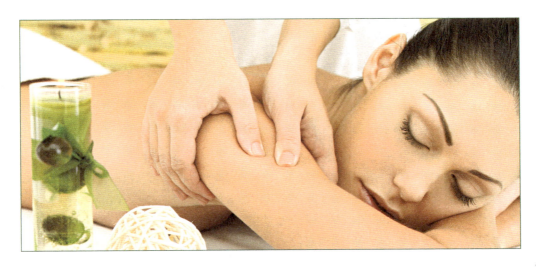

艾灸疗法
——除虚寒，补气血

艾灸的功效有这些

艾灸是先用干燥的艾叶，捣制后除去杂质，制成纯净细软的艾绒，晒干贮藏，再根据需要制成艾炷、艾条等，应用于灸疗的方法。艾灸主要有以下功效。

疏风解表，温通经络

《素问·调经论》说："血气者，喜温而恶寒，寒则泣而不能流，温则消而去之。"艾灸依其火热之性，可温中散寒，因为艾火的热性能快速透达肌层，直接作用于体表，所以艾灸能温中散寒、疏风解表，对外感风寒及各种寒邪之证有良好的治疗作用，如艾灸可治疗中焦虚寒引起的呕吐、腹痛、泄泻等。此外，艾灸还能通过经络的传导温经散寒，治疗寒凝血滞、经络痹阻引起的各种病症。

无论是调节阴阳、调和气血，还是温通经络、扶正祛邪，艾灸都对人体起到了直接或间接的补益作用，尤其对虚寒证的补益作用很明显。

补益人体，增强免疫力

人体的抵抗力强、卫外能力强，疾病就不容易产生。艾灸通过对某些人体的穴位施灸，如大椎、足三里、气海、关元等穴位，可以培扶人体的正气，增强人体防病治病的能力。对不同的穴位和身体其他部位进行艾灸可以产生不同的补益作用。

补气养血，疏理气机

气是人的生命之源，血为人的基本物质，只有气机条达，气血充足，人的生命活动才能正常。艾灸可以补气养血，还可以疏理气机，且能提升中气，使得气血调和，达到养生保健的目的。

祛除阴寒，扶阳救脱

一个人只有阳气足，才会精血充沛，身体健壮。艾灸能调节阴阳、补益气血。凡阳气衰微、阴阳离决等，用大艾炷重灸，即能祛除阴寒，扶阳救脱，这是其他穴位刺激疗法所不能实现的。因此，出现呕吐、下痢、手足厥冷、脉弱等阳气虚脱的重症患者，如用大艾炷重灸关元、神阙等穴位，即可缓解病情。这是由于艾叶有纯阳的性质，火本属阳，两阳相得，即可扶阳固脱、回阳救逆。

常见艾灸技巧

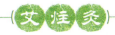

艾炷灸是将纯净的艾绒放在平板上，用手将其搓捏成大小不等的圆锥体艾炷，置于施术部位点燃而治病的方法。常用的艾炷或如麦粒，或如苍耳子，或如半截橄榄等。艾炷灸又分为直接灸与间接灸。

直接灸

直接灸是将大小适宜的艾炷直接放在皮肤表面施灸的方法（图①）。若施灸时需要将皮肤烧伤让其化脓，愈后留有瘢痕，则称这种灸为瘢痕灸。若施灸时不需要烧伤皮肤让其化脓，愈后不留瘢痕，则称这种灸为无瘢痕灸。

瘢痕灸。又称化脓灸。施灸前先在所灸穴位上涂少量大蒜汁，以增加黏附和刺激作用，然后将大小适宜的艾炷置于穴位上，点燃艾炷施灸。每壮艾炷必须燃尽，除去灰烬后方可继续灸。灸治完成后应先将局部擦拭干净，然后

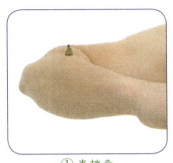

① 直接灸

在施术部位敷贴玉红膏，可以1~2天1次。在正常情况下，灸后1周左右，施术部位化脓形成灸疮，5~6周后灸疮自行痊愈，结痂脱落后留下瘢痕。临床上常将瘢痕灸用于治疗哮喘、慢性胃肠炎、发育障碍等。

无瘢痕灸。施灸时先在所灸穴位上涂少量凡士林，以使艾炷便于黏附，然后将大小适宜的艾炷置于穴位上，点燃艾炷施灸，不应等艾火烧到皮肤，只要被施灸者感到微有灼痛，即用镊子将艾炷夹去，更换新艾炷再灸。连续灸3~7壮，一般以灸至局部出现轻度红晕而不起疱为宜。此法因不留瘢痕，故易被接受，一般患有虚寒性疾病者均可使用此法。

间接灸

在艾炷下垫一个衬隔物放在穴位上施的方法被称为间接灸。根据衬隔物的不同，间接灸又可以分为隔蒜灸、隔盐灸等。间接灸的火力温和，可以发挥艾灸和衬隔物的双重作用，易于被接受，较直接灸更常用，适用于慢性疾病和疮疡等。

隔蒜灸。用鲜大蒜头，建议用独头大蒜，切成厚度为0.2~0.3厘米的薄片，中间用针穿刺数孔。将艾绒制作成花生米大的艾炷备用。先将蒜片置于穴位上，然后将艾炷放在蒜片上，点燃施灸（图②）。待艾炷燃尽，除去灰烬后更换艾炷再灸，每灸4~5壮，更换蒜片，每个穴位1次可灸5~7壮。因大蒜液对皮肤有刺激性，灸后容易起疱，故应注意防护，避免起疱。大蒜具有解毒、健胃、杀虫之功，本法多用于治疗肺结核、腹中积块等。

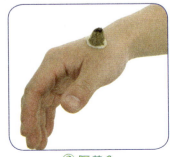

② 隔蒜灸

隔姜灸。先将鲜生姜切成直径为2~3厘米、厚度为0.2~0.3厘米的薄片，中心用针穿刺数孔，再将姜片置于应灸的穴位上，之后将艾炷放在姜片上点燃施灸（图③）。当被施灸者感到微有灼痛时，更换艾炷再灸，直到皮肤潮红为止。生姜具有解表散寒、温中止呕的作用，故此法多用于治疗感冒、呕吐、腹痛、发热、泄泻等外感病和虚寒性疾病。

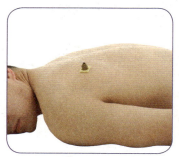

③ 隔姜灸

隔盐灸。先用纯净的食盐填敷贴于肚脐，再放上姜片，上置艾炷施灸（图④）。隔盐灸多用于治疗急性腹痛、吐泻、痢疾、四肢厥冷和虚脱等。

隔附子（附子饼）灸。以附子饼（将附子切细研末，以黄酒调制成附子饼，厚度约为0.5厘米、直径约为2厘米）间隔，用针刺数孔，放在应灸的穴位上，上置艾炷施灸，可以根据被施灸者的病情选取合适的部位灸治，附子饼干后更换，直至皮肤出现红晕为止。附子饼灸后可重复再用。因附子有温肾补阳的作用，故隔附子（附子饼）灸主要用于治疗各种阳虚证，如阳痿及外科疮疡久不收口等。

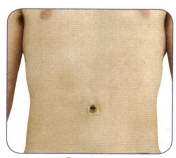

④ 隔盐灸

隔胡椒饼灸。取适量白胡椒末，加入面粉和水，制成厚度约为0.5厘米、直径约为2厘米的圆饼，使圆饼中央凹陷，置适量药末（丁香、麝香、肉桂等）将其填平，上置艾炷施灸，每次5~7壮，以被施灸者感到温热舒适为宜。因胡椒有温中散寒的作用，故隔胡椒饼灸主要用于治疗胃寒呕吐、腹痛泄泻、风寒湿疼痛、麻木等。

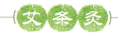

艾条灸是艾灸的一种，是一种用特制艾条在穴位上熏烤的方法。在艾绒中加入辛温芳香的药物，制成艾条施灸的方法被叫作艾条灸。常用的艾条灸有温和灸、雀啄灸和回旋灸。

温和灸

施灸时将艾条一端点燃，对准应灸的穴位，在距皮肤2~3厘米处熏烤，以局部有温热感而无灼痛感为宜，一般每个穴位灸5~7分钟，至皮肤出现红晕为宜（图⑤）。对儿童及昏厥或局部感觉减退者，施术者应将食指、中指置于其施术部位两侧，以测知其局部的受热程度，随时调整施灸距离，掌握施灸时间，防止烫伤。

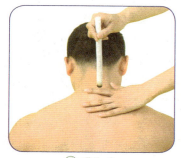

⑤ 温和灸

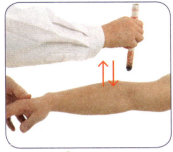

⑥ 雀啄灸

雀啄灸

施灸时艾条点燃的一端与施术部位的皮肤的位置并不需要被固定，而需要如鸟雀啄食一样，一上一下地活动着施灸（图⑥）。

回旋灸

施灸时艾条点燃的一端与施术部位的皮肤虽然需要保持一定的距离，但是位置不需要被固定，而是以施术部位为中心，均匀地向左右移动或反复地旋转着施灸（图⑦）。

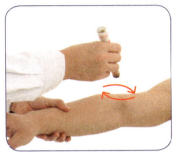

⑦ 回旋灸

温针灸

操作时将针刺入穴位得气后，先留针于适当的深度，然后将针柄上穿置长约为1.5厘米的艾条点燃进行施灸，或将纯净细软的艾绒捏在针尾上点燃施灸。待艾条或艾绒烧完后，除去灰烬，将针取出。

施灸时应叮嘱被施灸者不要移动体位，并在施术部位下方垫上纸片，以防艾火掉落灼伤皮肤或损坏衣物。

温灸器灸

温灸器是一种专门用于施灸的器具，用温灸器施灸的方法被叫作温灸器灸。

施灸时施术者点燃艾绒后，要先将温灸器盖好，然后手持长柄将温灸器置于施灸的穴位上来回熨烫，直到局部发红为止。

贴心保健指南

　　艾灸的常见体位有以下几种。

◎**坐位**。被施灸者坐在椅子上，身体放松，双手自然放置。此体位适用于头、肩、背、上肢、下肢等部位的灸治。

◎**仰卧位**。被施灸者自然躺于床上，全身放松。此体位适用于胸、腹、头、面、上肢、下肢等部位的灸治。

◎**俯卧位**。被施灸者自然俯卧于床上，可以直接平趴于床上，也可以在颌下垫一个枕头。此体位适用于肩、背、腰、臀、下肢等部位的灸治。

艾灸需留意

适宜艾灸的病症

内科病症。感冒、急性细菌性痢疾、细菌性食物中毒、流行性腹泻、慢性支气管炎、支气管扩张、支气管哮喘、肝硬化、慢性胃炎、胃下垂、风湿性关节炎、冠心病、高血压等。

外科病症。急性淋巴管炎、急性乳腺炎、乳腺增生、褥疮、颈椎病、腰扭伤、狭窄性腱鞘炎、肱骨外上髁炎、骨关节炎、骨结核、慢性前列腺炎、前列腺增生、直肠脱垂等。

皮肤科病症。带状疱疹、斑秃、银屑病、冻疮、神经性皮炎、黄褐斑、鸡眼等。

妇产科病症。子宫脱垂、习惯性流产、外阴白色病变、胎位不正、功能性子宫出血、痛经、慢性盆腔炎等。

儿科病症。流行性腮腺炎、小儿腹泻、小儿厌食、小儿遗尿等。

五官科病症。近视、睑腺炎、青光眼、白内障、过敏性鼻炎、萎缩性鼻炎、急性化脓性中耳炎等。

不宜艾灸的病症及禁灸部位

神经精神性病症。精神分裂症、狂躁不安、重度神经质等。

妇科病症。崩漏、经期血量多等。

代谢性病症。糖尿病等。

其他病症。高热、高血压危象、肺结核晚期、大量咯血、呕吐、贫血、皮肤痈疽等。

禁灸部位。大血管循行的体表区域、黏膜附近均不能施灸。此外，皮薄、肌少、筋肉结聚处，妊娠期妇女的腰部、骶部、下腹部、乳头、阴部，男性睾丸等不能施灸。另外，面部、颈部及关节不要直接灸。

常见问题及解决方法

烫伤。使用艾条灸时，点燃的艾条应距施术部位2～3厘米，施术者用右手拿艾条，用左手中指、食指在施术部位感受温度，这样不容易烫伤。若已因局部烫伤起疱而产生灸疮，则此时一定不要把灸疮弄破，以防感染。如果灸疮已经被弄破，那么要及时使用消炎药。

过敏。出现局部或全身过敏性皮疹者一般停止艾灸后过敏性皮疹会在几天内自然消退。在此期间宜应用抗组胺、维生素C等药物，多饮水。若兼有发热、奇痒、口干、烦躁不安等症状，则可适当应用皮质类激素，如泼尼松，每天服20～30毫克。情况严重者应及时去医院急诊科就诊。

刮痧疗法
——刮痧毒，去疾病

刮痧的功效有这些

刮痧是在中医经络学说的指导下，循着人体的经络和穴位，用光滑的硬物器具，如瓷勺、古钱币、玉石片等，蘸上食用油、白酒、凡士林、清水等，在人体的皮肤、经络、穴位和病变部位反复刮，使体内的痧毒随之排出体外，从而达到内病外治的一种中医治疗方法。刮痧主要有以下功效。

舒筋通络，活血化瘀

人体的肌肉组织、筋膜等受伤以后，会发出疼痛信号，通过神经的反射作用，出现肌肉的收缩、紧张和痉挛，这是人体的一种自我保护反应。

刮痧能通过反复刮，对局部肌肉产生刺激，使局部血液循环加快、温度升高，从而缓解肌肉的紧张，起到舒筋通络、活血化瘀的作用。

净化血液，排出毒素

刮痧作用于肌表，可以疏通经络，促进全身气血的运行，使局部疼痛得以减轻或消失。现代医学认为，刮痧可以使局部充血、毛细血管扩张，以及促进血液流通。

此外，通过刮痧的刺激可以调节血管的舒缩功能和血管壁的通透性，增强局部血液的供应，改善全身血液循环，加速体内废物和毒素的排出，使组织细胞得到营养，从而净化血液，增强全身抵抗力。

调整脏腑，平衡阴阳

"阴平阳秘，精神乃治。"中医认为，人体产生疾病的根本原因在于阴阳失调，而刮痧可以明显地改善和调整脏腑功能，使脏腑阴阳得到平衡。

缓解紧张，镇痛镇静

刮痧可以通过刺激人体的神经来提高局部组织的疼痛阈值，起到镇痛，以及使紧张或痉挛的肌肉松弛的作用。

常用刮痧器具和介质

常用刮痧器具：刮痧板

传统的刮痧使用的器具有瓷勺、硬币、金属板等，目前应用广泛的是刮痧板和集多种功能为一体的刮痧梳子，这里只介绍刮痧板。

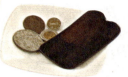

常用刮痧器具

从刮痧板的材质来看，中国传统医学认为纯水牛角的最好，玉、石的次之，瓷片的也可以，塑料的不宜。其中，以天然水牛角为材质的刮痧板比较常用。由于水牛角本身就是一种中药，具有清热解毒、凉血定惊的作用，因此天然水牛角被视为理想的刮痧板材质。

刮痧板的形态结构包括厚缘（弧形）、薄缘（直形）和棱角。保健多用厚缘结构，治疗疾病多用薄缘结构，关节附近的穴位和需要点按的穴位则多用棱角结构。还有两曲线状凹口刮痧板，其曲线状凹口结构适宜对手指、脚趾、脊椎等呈凸曲面部位进行刮痧治疗，这样能尽可能多地接触这些部位的皮肤，从而取得理想的治疗效果。

常用刮痧介质

为了减少刮痧时的阻力，减轻对皮肤的损伤，加强刮痧的治疗效果，操作前通常会先给施术部位涂上一层刮痧介质。常用的刮痧介质有以下两种。

刮痧活血剂。又叫活血润滑剂，多由血竭、白芷、红花、麝香等提炼浓缩而成，有扩张毛细血管、促进血液循环的作用。

刮痧油。专门配制的用于刮痧的油剂，一般由芳香药物的挥发油和植物油提炼浓缩而成，有祛风除湿、清热解毒、活血化瘀、消炎镇痛的作用。刮痧时在施术部位涂以刮痧油不仅可以减轻疼痛，还可以润滑、保护皮肤，预防感染，使刮痧安全有效，也可以使治疗效果更显著。

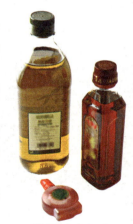

常用刮痧介质

贴心保健指南

刮痧时常会用到以下物品。

◎ **纸巾**。刮痧结束后，需要用清洁的纸巾擦拭体表的施术部位，以清洁皮肤，从而防止弄脏衣服。

◎ **毛毯**。刮痧大多是局部操作，可以准备一条毛毯，将易着凉的未施术部位盖上，以防着凉。

常见刮痧技巧

面刮法。手持刮痧板，用刮痧板的1/2边缘接触皮肤，倾斜45°，自上而下或从内到外均匀地向同一个方向沿直线刮（图①）。此法应用十分广泛，适用于较平坦部位的经络和穴位。

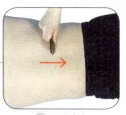

① 面刮法

角刮法。将刮痧板的棱角倾斜45°，在穴位上自上而下刮（图②）。此法适用于肩部的肩贞，以及胸部的中府、云门等穴位。

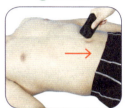

② 角刮法

厉刮法。刮痧板的棱角与穴位呈90°，且始终不离开皮肤，施以一定的压力于穴位上，进行短距离（约3厘米）的前后或左右摩擦。

点按法。用刮痧板的棱角于穴位上垂直向下按压，力度由轻到重逐渐增加，片刻后猛然抬起，使肌肉复原（图③）。此法可以重复做几次，适用于无骨骼的软组织和骨骼凹陷部位，如水沟、膝眼等。另外，在使用其他刮法前也可以使用点按法，等到皮肤有温热感后再继续其他操作即可。

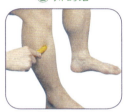

③ 点按法

摩擦法。将刮痧板的边、角或面与皮肤直接紧贴，或隔衣、隔布进行有规律的旋转移动，或直线往返移动，以皮肤产生温热感，并向深处渗透为宜（图④）。此法左右移动的力度大于垂直向下按压的力度。操作时，动作轻柔，移动均匀，可快可慢，一个部位操作完成后再进行下一个部位。此法多用于麻木、发凉、隐痛部位，以及肩胛内侧、腰部、背部和腹部等。

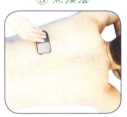

④ 摩擦法

直线刮法。一般用右手拿住刮痧板，将拇指放在刮痧板的一侧，将其余四指放在刮痧板的另一侧，与体表呈45°，让刮痧板薄的一面的1/3或1/2与皮肤接触，利用腕力向下压并向同一个方向沿直线刮，要刮一定的长度。此法适用于身体较平坦的部位。

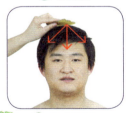

⑤ 头顶刮法

头部经穴。头部有头发覆盖，不需要涂刮痧油，一般使用面刮法。

头部两侧。从头部两侧的太阳开始，沿耳后发际处刮至风池。

头顶。以百会为起点向前刮至前发际（图⑤）。

头后。以百会为起点向后刮至后发际。

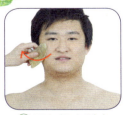

⑥ 面部经穴刮法

全头部。以百会为中心向四周呈放射状刮。

面部经穴。用面刮法沿肌肉的走向由内向外刮。面部刮痧因以疏通经络气血为目的，不必出痧，故手法要轻柔，切忌用重力大面积刮。面部刮痧不需要涂刮痧油（上页图⑥）。

颈部经穴。从颈部正中线到颈部两侧、肩上的方向刮。刮颈部两侧到肩上时，一般应尽量延长刮的过程，中途不要停顿。颈部到肩上的肌肉较丰富，力度可以稍重（图⑦）。

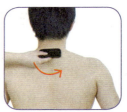

⑦ 颈部经穴刮法

背部经穴。用面刮法由上至下刮，一般是先刮背部正中线的督脉，再刮足太阳膀胱经的循行线路，即脊椎旁开1.5寸和3寸处。脊柱两侧的夹脊可以用刮痧板两角同时向下刮（图⑧）。

胸部经穴。胸部正中线是任脉的所在位置，可以由上至下刮，由天突、膻中到鸠尾。刮胸部两侧时，以身体前正中线为界，由内向外沿肋骨走向操作，注意避开乳头（图⑨）。

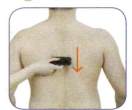

⑧ 背部经穴刮法

四肢经穴。用面刮法由近端至远端刮，如有下肢静脉曲张或水肿者，应由远端至近端刮。四肢应刮得尽量长一些，对于关节、骨骼等突起部位应顺势减轻力度。如果有四肢多见的急性外伤，那么不宜刮痧（图⑩、图⑪）。

腹部经穴。用刮痧板的边缘由上至下、从左到右依次刮。若内脏下垂，则应由下至上刮。禁止对神阙涂油和刮痧（图⑫）。

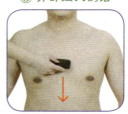

⑨ 胸部经穴刮法

其他刮痧技巧

挟痧法。又称揪痧法，是指在施术部位涂上刮痧介质，施术者五指屈曲，犹如钩状，蘸刮痧介质后挟住皮肤，用力向外滑动后松开，一挟一放，反复进行，并连续发出"叭叭"的声响，同一个部位可连续操作6～7次。

扯痧法。被刮痧者取站位、坐位或卧位，充分暴露局部皮肤，施术者用拇指和食指第2指蘸冷水后扯起一部分皮肤及皮下组织，并向一侧牵拉后急速放开。也可以用拇指、食指、中指3指的指腹挟住皮肤，依上述手法连续向一定的方向拧扯，重复数次，直到施术部位表皮出现紫红色或暗红色的痧点为止。

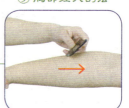

⑩ 上肢经穴刮法

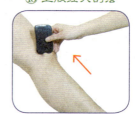

⑪ 下肢经穴刮法

挤痧法。对因痧引起的疾病，用双手或单手大拇指与食指相互挤压皮肤，直到连续挤出一块块或一排紫红色痧斑为止的治疗方法。

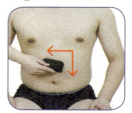

⑫ 腹部经穴刮法

刮痧需留意

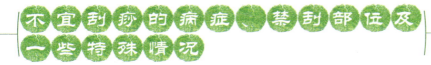

适宜刮痧的病症和各种保健

内科病症。感冒发热、头痛、咳嗽、呕吐、高温中暑、急慢性支气管炎、肺部感染、哮喘、心血管疾病、脑卒中后遗症、泌尿系统感染、急慢性胃炎、肠炎、便秘、腹泻、高血压、糖尿病、胆囊炎，以及各种神经痛、脏腑痉挛性疼痛等。

外科病症。急性扭伤、软组织疼痛、骨关节疾病、坐骨神经痛、肩周炎、落枕、慢性腰痛，以及颈椎、腰椎、膝关节等骨质增生等。

儿科病症。小儿生长发育迟缓、小儿感冒、小儿腹泻、小儿遗尿等。

五官科病症。牙痛、鼻炎、鼻窦炎、咽喉肿痛、视力减退、弱视、青少年假性近视、急性结膜炎等。

妇科病症。痛经、闭经、月经不调等。

各种保健。疾病预防、病后恢复、强身健体、减肥、养颜美容、延缓衰老等。

不宜刮痧的病症、禁刮部位及一些特殊情况

内科病症。严重的心血管疾病，肝、肾功能不全，全身水肿、有出血倾向等。这是因为患有这类病症者刮痧会使皮下充血，促进血液循环，导致心、肺、肝、肾的负担增加，进而可能导致病情加重。

外科病症。体表疖肿、破溃、疮痈、斑疹和不明原因包块等，对患有这类病症者进行刮痧可能导致病变部位感染和疾病扩散；急性扭伤、创伤、骨折等，对这类病症的部位进行刮痧易造成伤势加重。

禁刮部位。孕妇的腹部、腰骶部禁止刮痧，否则会引起流产。此外，眼睛、唇、舌头、耳孔、鼻孔、乳头等部位禁止刮痧，否则会使这些部位黏膜充血，对健康不利。

特殊情况。过度饥饱、过度疲劳、醉酒等特殊情况，对处于这类情况者进行重力、大面积刮痧可能引起虚脱。

常见问题及解决方法

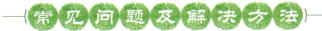 **晕刮**

晕刮是指在刮痧过程中，被刮痧者出现头晕、心悸、面色苍白、四肢发冷甚至神昏欲倒等情况。晕刮的解决方法如下。

被刮痧者出现晕刮症状后，施术者应立即停止刮痧，并迅速让其平卧，采用头低脚高的体位，同时要施以安抚，消除其紧张情绪。之后迅速用刮痧板的棱角点按其水沟，点按力度宜轻，避免着力点按后出现局部水肿。此外，采用泻刮法重刮其头部的百会和足底的涌泉。

稍事休息后，让被刮痧者饮用一杯温开水或糖水，并注意保暖、保温。

被刮痧者病情好转后，在其精神状态允许的前提下，重刮其内关和足三里。

一般情况下，采用以上措施后，被刮痧者静卧片刻即可恢复自然状态。

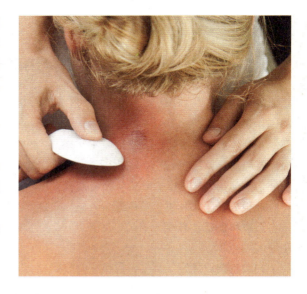

不出痧

一些慢性病会经常进行刮痧治疗，当病情平稳以后，出痧就会减少，甚至不出痧。不出痧的解决方法如下。

交替、变换刮痧方法。当被刮痧者经过多次刮痧以后不出痧时，为避免损伤其正气，不能再用泻法，应改用以重点穴位和穴区的治疗为主，如采用面刮法、点按法和按揉法相结合的刮痧方法。

适当延长治疗的间隔时间。在治疗慢性病时，宜采用左右肢体、经络、穴位交替治疗的方法，这样可以使每条经络治疗的间隔时间延长，从而保持病变经络、穴位的敏感性。

增加补益穴位。对于不出痧的病症，一方面要改泻法为补法，另一方面应辨证增加补益穴位，如足三里、三阴交等。

贴心保健指南

刮痧注意事项如下。

◎害怕疼痛的人可以先热敷再开始刮痧。

◎刮痧完成后半个小时之内不要洗冷水澡，但是可以洗热水澡。

◎刮痧后喝一点温开水，以促进新陈代谢，排出代谢产物。

◎刮痧时不要对着打开的电风扇或正在制冷的空调。

◎容易出血、病重的人不宜进行刮痧。

◎刮痧时不强求出痧。

拔罐疗法
——舒筋血，调阴阳

拔罐的功效有这些

拔罐又叫吸筒、拔筒，是以各种罐作为器具，通过燃烧等来排去罐内的空气，从而产生负压，使之吸附于经络、穴位、病变部位或体表的某些部位，使施术部位的皮肤充血、出现瘀血或起疱等现象，从而达到治疗疾病目的的方法。拔罐主要有以下功效。

循经传导，舒筋活血

中医认为，经络有"行气血，营阴阳，濡筋骨，利关节"的生理功能。如果经络不通，那么会出现气血瘀滞的情况，导致经络循行所到达的部位，如皮、肉、筋、脉及关节等处失养，出现萎缩、不利的情况。拔罐可以刺激闭阻的穴位，进而刺激循经传导，使被阻滞之气血缓缓通过闭阻的穴位，恢复畅通。

排出病气，一身轻松

当人体受到风、寒、暑、湿、燥、火等外邪的侵袭，或情志、饮食等不洁时，就会引起脏腑功能失调，产生各种病理产物，而这些病理产物又是致病因素，停留在机体内会阻滞气血，导致各种病症的发生。拔罐可以通过拔，将毛孔打开并使皮肤充血，产生一个良性刺激，使体内的病理产物从毛孔排出。

平衡阴阳，促进康复

中医认为，正常情况下人体处于阴阳消长平衡的状态，但由于邪气对人体的侵袭，这种平衡状态会被打破，出现阴阳失调的一些表现。"阴胜则阳病，阳胜则阴病；阳胜则热，阴胜则寒。"拔罐可以通过对经络、穴位局部的吸附作用使皮肤充血、出现瘀血等变化，并通过经络与内在的脏腑相联系，从而达到治疗各种脏腑疾病的目的。此外，现代医学认为，拔罐可以刺激神经系统末梢感受器和血管感受器，将反射传导到大脑的神经中枢，调节大脑皮质的兴奋和抑制功能，从而加强大脑皮质对身体各部分的调节功能，有助于促进机体康复。

常用拔罐器具

角制罐。用兽角加工制成，顶端的孔用来吮吸排气，口端要磨光滑，是最早的拔罐器具。

竹罐。将竹按节截断，一端留节做底，一端去节做口，现在常用于拔水罐、药罐。

陶罐。由陶土做成陶坯后烧制而成，分为大、中、小三种型号，缺点是易碎、不透明，无法随时观察罐内皮肤的变化。

玻璃罐。目前家庭和医疗单位常用的拔罐器具，外形如笆斗，口小肚大，使用时可以清楚地观察到施术部位皮肤的充血情况。

抽气罐。由有机玻璃或透明的工程树脂材料制成，置有活塞，便于抽气，使用起来简便、安全。

辅助拔罐器具

点火物品。一般多采用浓度为95%的酒精，易于燃烧。

点火工具。用止血钳或镊子夹着蘸过酒精的棉球、纱布等，也有直接将其投入罐中的。注意，蘸酒精时不能蘸太多，以免滴到被拔罐者身上。常用的点火工具是打火机和火柴。

润滑剂。分为液体润滑剂和固体润滑剂两种。液体润滑剂一般有水、植物油、红花油等，既能起到润滑的作用，又能增强拔罐时的吸附力；固体润滑剂一般有凡士林、面霜等。

药液。用于浸泡罐，主要用于浸泡竹罐，或涂于皮肤表面，以加强拔罐的治疗效果，一般以活血化瘀、行气止痛、祛风散寒的药液为主。

消毒剂。配合使用三棱针点刺放血治疗时用于局部消毒。

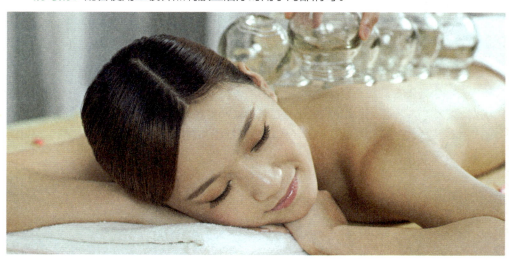

常见拔罐技巧

闪火法

闪火法是临床上常用的拔罐法，即一手拿起镊子夹住或缠住棉球等，或把纸卷成筒条状，另一手握住罐体，罐口朝下，将棉球等点燃后，放入罐内绕1~2圈，或放入罐内至罐体底部马上抽出后，迅速将罐体扣于施术部位，此时罐内形成的负压即可吸附住皮肤（图①）。

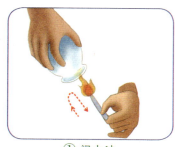

① 闪火法

注意，对于罐内负压的大小，施术者可以根据经验，通过调整闪火的时间或扣罐的速度来调节。此法操作简单，可以连续进行，特别适宜走罐、转罐、摇罐、闪罐、排罐，且因为罐内没有火，所以相对其他拔罐法更为安全。但应该注意，棉球蘸的酒精不能太多，以防酒滴下来灼伤皮肤；手拿罐具时，要始终保持罐口朝下，以防热气上溢，影响治疗效果。

投火法

投火法是民间常用的拔罐法，即将纸片折成宽筒条状，点燃后趁其燃烧最旺时，先迅速将其投入罐内，然后将罐迅速扣在施术部位（图②）。

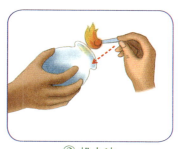

② 投火法

此法适用于身体侧面。要注意将纸投入罐内时，没有燃烧的一端应该向下。如果燃烧后的纸条长度大于罐口直径，那么即使施术者取仰卧位，也不会灼伤皮肤。因为此法不需要用酒精，所以此法比较适用于家庭医疗保健。需要注意的是，因为纸条燃烧后会产生烟灰，污染皮肤，所以刺络拔罐或皮肤有破损之处时，最好不要采用此法。

架火法

架火法是传统的拔罐法，即用易燃的软布，裹一枚硬币，将软布的四角折上约1寸，放在施术部位。操作时，只需把布角点燃，迅速把罐子扣在皮肤表面。现在较常用的架火法是先将不易燃烧或传导热量的物体，如瓶盖、捏成的小薄面饼等（直径要小于罐口直径）放于施术部位，然后把棉球放在摆好的隔物上，点燃棉球，把罐迅速扣在棉球上即可（图③）。

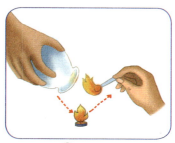

③ 架火法

此法吸附力强，但是操作比较麻烦，且容易造成烧伤。

滴酒法

使用滴酒法时应保持罐口朝上，先将几滴酒精或白酒滴入罐内底部，再转动罐，使酒精均匀地蘸湿罐内壁，最后用棉球点燃后迅速拔在施术部位（图④）。

注意，滴入酒精的多少应该根据罐体的大小决定，以不伤到皮肤为宜。此法比较简单，但要注意不可滴太多酒精，亦不可将酒精滴在罐口边处，以免酒精流至罐外，点燃时烫伤皮肤。

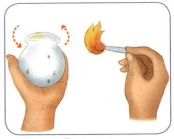

④ 滴酒法

抽气法

抽气法使用的是抽气罐，是直接抽出罐内空气以形成负压的拔罐法（图⑤）。

抽气法的优点是罐内的负压大小易掌握，不会烫伤皮肤；缺点是没有温热感，不能实施其他手法。

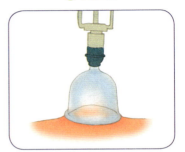

⑤ 抽气法

贴棉法

贴棉法是用厚度适中、直径约为2厘米的棉片，浸渍少量75%～95%浓度的酒精，贴在罐内壁的底部或侧壁，以火柴点燃，扣在皮肤表面的方法（图⑥）。

此法多用于身体侧面，操作简便，吸附力也比较强。但是要注意，棉片上的酒精不能过多，以免滴落后烫伤皮肤。

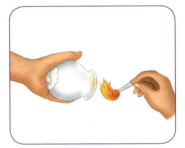

⑥ 贴棉法

水煮法

水煮法是利用煮水时蒸汽的力量，排去罐内的空气，使罐内形成负压，进而使用罐对皮肤表面进行拔的方法。著名的壮医药物竹罐疗法就属于此法。

此法适用于竹罐和木罐，也可以根据病情选用相应的中药物煮罐，以加强治疗效果。其具体操作是先将罐放在热水或药液中煮3～5分钟，然后用镊子将罐夹出，甩掉液体后迅速用干毛巾捂住罐口，保持罐内的热气，之后趁热将罐扣在施术部位，对其加压约半分钟，使之吸附于皮肤表面（图⑦）。

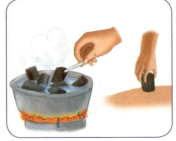

⑦ 水煮法

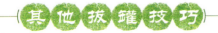
其他拔罐技巧

留罐法

留罐法也叫坐罐法，是将罐吸附在皮肤表面并停留一段时间的方法，一般施行

10～15分钟（图⑧）。此法是历史悠久、使用广泛的拔罐法，适用于大部分病症。留罐法又分为单罐法和多罐法，单罐法是用一个罐治疗疾病的方法，适用于病情简单、病变范围比较小或选取穴位比较少的疾病；多罐法是同时使用多个罐治疗疾病的方法，适用于病变范围比较广泛、病情比较复杂或选取穴位比较多的疾病，如背部软组织损伤，因为病变范围比较广泛，所以用多罐法的疗效比较好。多罐法又分为排罐法和散罐法，排罐法的罐排列如背部脊柱两侧由上至下成行排列多个罐；散罐法的罐排列稀疏或不成行。

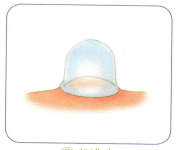

⑧ 留罐法

　　留罐要考虑到被拔罐者的皮肤、施术部位、体质、火罐的吸附力等。若吸附力较强，则要相应地缩短留罐时间，夏季或肌肉较薄处的留罐时间也不宜过长，否则容易起水疱。

闪罐法

　　闪罐法是临床上常用的方法，即用镊子夹住蘸过酒精的棉球，点燃后将其放入罐底，快速取出，将罐扣于施术部位，之后马上将罐取下，按上面的方法再次拔同一个部位，这样反复多次施术，直到皮肤潮红为止（图⑨）。

　　因为此法不会在皮肤表面留下瘀痕，所以此法也适合在面部使用。注意，使用闪罐法时罐口应始终向下，棉球经过罐口要快，以防因反复多次地加热而烫伤皮肤。

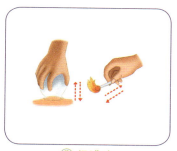

⑨ 闪罐法

熨罐法

　　熨罐法也叫滚罐法，是在闪罐法的基础上演化而来的。多次使用闪罐法后，罐体会变得温热，此时立即将罐体翻转，按摩穴位或皮肤（图⑩）。

　　使用熨罐法时需要注意掌握好罐体的温度，防止烫伤皮肤。

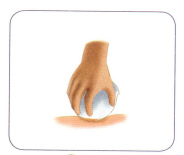

⑩ 熨罐法

走罐法

　　走罐法又叫行罐法、推罐法、滑罐法、移罐法等。具体操作时，在皮肤表面或罐口涂一层润滑剂，用闪火法将罐吸附在皮肤表面，循着经络或需要拔罐的线路来回推罐，直到皮肤出现红、紫、黑色斑为止（图⑪）。

　　走罐法一般用于治疗病变范围较广、肌肉丰厚而平整的部位，或需要循经拔罐的病症。其拔罐工具常选用玻璃罐或陶罐。

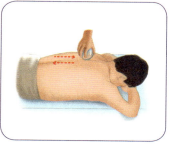

⑪ 走罐法

拔疱法

拔疱法是在留罐的基础上，使施术部位产生水疱（一般20～30分钟后即有小米粒或绿豆大小的密集的水疱出现）的方法（图⑫）。

使用此法既可以达到治疗的目的，又有强壮身体的功能。起罐后不必将水疱刺破，一般在2～5天水疱可自行消失。对于较大的水疱，注意不要用手抓，如果已经抓破，那么应进行消毒处理，以防感染。注意，瘢痕体质者不宜使用此法。

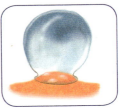

⑫ 拔疱法

针罐法

针罐法是结合运用留针与拔罐，使针、罐产生协同治疗效果的方法，即先用毫针在穴位上施用补泻手法，然后对以针为中心的部位拔罐，留罐10～20分钟（图⑬）。

实施此法一般使用玻璃罐，以便随时观察罐内的情况。此法常用于风湿痹证的治疗。

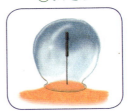

⑬ 针罐法

刺络拔罐法

刺络拔罐法又叫血罐法、刺血拔罐法，即先用三棱针点刺放血或用梅花针叩打施术部位，再进行拔罐（图⑭）。

此法多用于丹毒、乳腺炎、外伤瘀血等疾病的治疗。

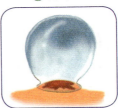

⑭ 刺络拔罐法

摇罐法

摇罐法是先将罐牢固地吸附在皮肤表面，然后均匀而有节奏地摇动罐（图⑮）。

操作时，手腕要放松，力度要柔和，速度不能太快，摇动的角度要适宜，以被拔罐者能耐受为宜。这种反复的牵拉，增加了对皮肤和穴位的刺激。凡是可以留罐的地方，都可以视需要而使用摇罐法。

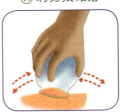

⑮ 摇罐法

转罐法

转罐法较摇罐法给予的刺激性更强，即留罐后使罐体来回转动（图⑯）。

操作时，手法要轻柔，转动的角度要适中，以被拔罐者能耐受为宜。此法对皮肤或穴位可造成较大的牵拉，加强了治疗效果，多用于穴位的治疗或局部肌肉的放松。

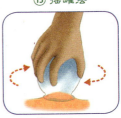

⑯ 转罐法

提罐法

提罐法是在留罐的基础上，为了加强拔的效果，反复上提罐体30～40次，使皮肤上下移动，对相应的内脏产生治疗作用的方法（图⑰）。

此法常用于治疗腹部疾病，如胃痛、腹痛、泄泻、痛经等，治疗效果比较好。

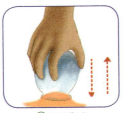

⑰ 提罐法

拔罐需留意

适宜拔罐的病症

急性上呼吸道感染、支气管扩张、肺炎、肺气肿、肺结核等。

急慢性胃炎、胃神经官能症、十二指肠溃疡、胃下垂、胃肠痉挛、慢性腹泻、肝硬化、肝炎、慢性胆囊炎等。

高血压、低血压、冠心病、风湿性心脏病、病毒性心肌炎、心肌缺血、心肌梗死、心律失常等。

颈椎关节痛、肩关节痛、肘关节痛、背痛、腰椎痛等。

神经性头痛、肋间神经痛、坐骨神经痛等。

肾小球肾炎、尿路感染、泌尿系统结石等。

不宜拔罐的病症、禁拔部位及一些特殊情况

重度心脏病、心力衰竭。

活动性肺结核。

凝血机制差、有出血倾向的病症，如血友病、紫癜、失血症、白血病等。

重度神经质、狂躁不安。

全身水肿。

有手术局部疝气史、外科骨折、广泛性皮肤科病症、施术部位溃疡。

高热、全身抽搐或痉挛、全身高度浮肿、急性传染病。

大血管通过之处、乳头、心脏搏动处、鼻部、耳部、前后阴处、静脉曲张处、浅显动脉分布处、孕妇腹部及腰骶部、敏感部位、骨骼凸凹不平的部位、毛发过多的部位等。

经期。

常见问题及解决方法

晕罐。 拔罐时，如被拔罐者自觉头晕目眩、恶心、心慌，或出现面色苍白、冷汗淋漓、血压下降、脉搏微细等症状，即为晕罐。施术者应立即取下罐，让被拔罐者平卧，注意要采用头低脚高的体位。对于症状较轻者，只要喝些糖盐水，静卧片刻即可恢复；对于症状较重者，可将卧龙散或通关散吹入鼻内，连吹2~3管，打几个喷嚏以后，神志即可清醒。

烫伤。 施术者可以事前在拔罐的地方涂些水，使局部温度降低，以保护皮肤不被烫伤。另外，棉球的火焰一定要朝向罐底，不能挨着罐口，罐口也不能蘸上酒精，否则容易烫伤皮肤。

敷贴疗法
——驱毒邪，强体魄

● 敷贴的功效有这些

敷贴是将一些新鲜药物捣烂或将药物晒干研成细末，加入水、醋、蜂蜜、酒等介质调匀之后敷贴于穴位上，通过刺激穴位达到治疗目的的治疗方法。敷贴以应用范围广、治法简便、经济实用、疗效可靠、不良反应少而成为人们生活中常用的外治方法。

敷贴借助各种药物不同的性能，通过经络的传导作用，使药性经敷贴物在皮肤表面箍集围聚和透皮吸收，起到调理阴阳平衡、调和气血的作用，同时在局部起到收敛的作用，可以阻止局部的毒邪之气进一步扩散。敷贴主要有以下功效。

刺激穴位

中医穴位也称腧穴，是人体脏腑经络之气输注于体表的特殊部位。腧穴是疾病的反应点，也是治病的关键部位。人体的经络和腧穴是密切相连的，因为腧穴通过经络与脏腑相互联系，所以可以通过刺激腧穴来辅助治疗相应的脏腑疾病。

吸收药物

将药物敷贴于腧穴上，药物的药性可以通过人体的皮肤腠理，渗透到皮下组织，积聚在局部，发生作用，从而改善气血的运行，纠正体内阴阳的偏盛偏衰，对脏腑起到调理作用，祛除病气，增强免疫力。除此之外，根据药物不同的归经，药性还可以通过经络传导到不同的脏腑，对精气失调的脏腑起到调理作用。清代名医徐大椿曾提出："汤药不足尽病，用膏药贴之，闭塞其气，使药性从毛孔而入其腠理，通经活络，或提而出之，或攻而散之，较服药尤为有力。"此外，现代研究也表明，当把药物敷贴于特定腧穴上时，腧穴上的皮肤、神经、血管、淋巴及组织的结构都会发生一定的变化。

贴心保健指南

由于经络有沟通表里、贯穿上下的作用，因此在进行敷贴选取穴位时，可以遵循"上病下取、下病上取、中病旁取"的原则，即根据施术部位所处的经络选择向上、向下或从旁选取穴位。例如，鼻出血可以按经络循行线路选择在足心敷药。

常用敷贴药物、赋形剂和剂型

常用敷贴药物

进行敷贴时，在药物的选择上要注意药物本身的药性，以及不同药物的搭配。常用敷贴药物如下。

气味俱厚类药物。附子、巴豆、苍术、大戟、生南星、生半夏、川乌、草乌、马钱子、牵牛子等。由于这类药物的药性比较猛，有的还有毒性，因此使用这类药物进行敷贴时要注意用量及时间。

通经活络、行气导滞类药物。丁香、肉桂、薄荷、白芷、麝香、乳香、冰片、细辛、樟脑、皂角、没药等。此外，日常生活中常见的葱、姜、蒜、韭菜、花椒也有通经活络、行气导滞的功效，也可以用于敷贴。需要注意的是，这类药物通常易耗气伤阴，不宜过量使用。

刺激性发疱类药物。威灵仙、甘遂、墨旱莲、斑蝥、铁线莲、白芥子、石龙芮等。这类药物因自身强大的刺激性，故会导致皮肤表面局部充血、起疱，能够更好地刺激相关穴位。

常用敷贴赋形剂

赋形剂就是与研成粉状的药物相互调和的物质，如水、姜汁、酒、醋、蜂蜜等。这些赋形剂有一定的附着性和黏度，与所选药物调和后，能够帮助药物更好地附着在皮肤表面，促进药物的渗透和吸收。

不仅如此，有些赋形剂还有解毒的作用，可以缓解药物本身的毒性，从而减轻药物对人体和皮肤的刺激。常用敷贴赋形剂如下。

水。用水作为赋形剂，有利于药物保持一定的湿度，更重要的是有利于药物的附着和渗透。用水作为赋形剂的剂型有散剂、糊剂、饼剂等。

姜汁。姜性温，有发汗解表、散寒温中的功效。用姜汁作为赋形剂，有利于药性的发挥。

酒。酒味甘、辛，是大热之品。用酒作为赋形剂，能起到活血通络的作用，可以帮助药物更好地发挥作用，尤其对体内瘀滞的调理作用非常强。

醋。醋有解毒化瘀、行水消肿、收敛固涩的功效。用醋作为赋形剂，可以缓和药物的药性和毒性。

蜂蜜。蜂蜜味甘性平，有缓急止痛、解毒补中的功效。用蜂蜜作为赋形剂，可以调和药性，促进吸收，且其因含的水分不易蒸发，故也对保持药物的湿度有很好的作用。

鸡蛋清。鸡蛋清中含有一种凝胶物质。用鸡蛋清作为赋形剂，能增强药物的附着性，且有一定的解毒作用。

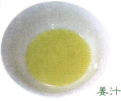

姜汁

盐水。用盐水作为赋形剂，能解毒、软坚散结、清热凉血。

蒜汁。蒜味辛，有行气、解毒、杀虫的功效。用蒜汁作为赋形剂，能增强药效。

凡士林。凡士林不仅黏度大，渗透性也不错。用凡士林作为赋形剂，能促进药物的渗透和吸收，凡士林一般用于制作各种软膏。

香油。香油有润滑的功效。用香油作为赋形剂，比较温和且对皮肤刺激性小。

常用敷贴剂型

散剂。将多种药物粉碎成细末，用水调和均匀，涂在胶布上，敷贴于穴位上，或将研成的细末直接撒在膏药中间，敷贴于穴位上。这种剂型的突出优势在于药物可以随时增减，且因为接触面积较大，所以刺激性比较强，药效也更为突出，是临床上应用比较广泛的剂型之一。

糊剂。将药物粉碎成细末后过筛，加入鸡蛋清、酒、蜂蜜、醋等赋形剂调匀，涂在穴位上，外用纱布或胶布固定。这种剂型的突出优势是可以使药效慢慢地渗入，延长药物的作用时间，并缓和药物的毒性。

饼剂。将药物粉碎成细末后过筛，先加入面粉调匀，然后压成饼状，上笼蒸熟，取出之后趁热敷贴于穴位上。如果药物本身的黏度较大，那么可以不加面粉，直接将其制作成饼状使用即可。

丸剂。将药物粉碎成细末后过筛，加入一些赋形剂调匀。丸剂一般剂型较小，方便储存和携带。

硬膏。先将药物放入油脂，如香油、植物油等中浸泡1～2天，将油脂和药物一同放入锅中炸，直至将药物炸枯，然后滤去药物，将油脂重新加热，熬至滴水成珠时，加入铅粉或广丹，即可制成硬膏。这种剂型既可以直接敷贴于穴位上，又可以加热后再用。

软膏。将药物粉碎成细末后过筛，加入醋或酒，放入锅中熬成膏状即可。

水渍剂。先将药物放入锅中，加水煎煮，然后用纱布浸透药液，敷贴于穴位上，一般要用两块纱布轮换。

锭剂。将药物粉碎成细末后过筛，加入水或面糊调匀，制成锭形，晾干即可。需用时加入水磨糊，敷贴于穴位上。这种剂型易于保存，一般用来调理慢性疾病。

生药剂。采集天然的新鲜生药，将其洗净捣烂或切成片状，直接敷贴于穴位上。此法因价格低廉、简便易行，而多用于民间自我治疗。

煎剂。先将药物配制好放入砂锅内，然后加水煎煮，待水煮沸后用文火慢煮30～45分钟，去渣留汁，用棉球或特制的药棒蘸取药液，点敷到穴位上。需要注意的是，煎药时用水不宜过多，且应趁药汁温热时将其点敷到穴位上，以保证效果。

目前应用比较多的敷贴剂型还有橡胶膏剂、涂膜剂、贴膏剂等，这些敷贴剂型的制作都具有一定的科技成分，发展前景比较好。

敷贴需留意

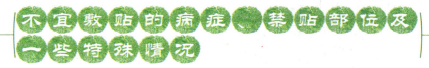

适宜敷贴的病症

内科病症。慢性疲劳综合征、偏头痛、神经衰弱、面瘫、三叉神经痛、癫痫、抑郁症、心绞痛、高血压、高脂血症、糖尿病、慢性支气管炎、支气管哮喘、支气管扩张、慢性胃炎、慢性胆囊炎、病毒性肝炎、肝硬化腹水、慢性结肠炎、便秘、尿失禁、尿潴留等。

外科病症。颈椎病、肩周炎、强直性脊柱炎、腱鞘炎、肱骨外上髁炎、腰椎骨质增生、腰椎间盘突出、股骨头坏死、膝关节疼痛、痛风性关节炎、踝关节扭伤、软组织损伤、皮肤烧伤、泌尿系统结石、痔疮等。

妇产科病症。月经不调、痛经、子宫内膜异位症、子宫肌瘤、子宫脱垂、慢性盆腔炎、不孕症、胎位不正等。

儿科病症。手足口病、小儿腹泻、小儿便秘、小儿遗尿、小儿夜啼、小儿哮喘、小儿肺炎、小儿湿疹、流行性腮腺炎、小儿鹅口疮、小儿流涎等。

五官科病症。耳聋耳鸣、过敏性鼻炎、鼻窦炎、鼻出血等。

皮肤科病症。黄褐斑、神经性皮炎、带状疱疹等。

不宜敷贴的病症、禁贴部位及一些特殊情况

有意识障碍。

严重的皮肤科病症。

穴位局部感染。

孕妇进行敷贴时应避免敷贴下腹部、腰骶部，以及可能加强子宫收缩的部位。

面部、关节、心脏及大血管附近不要用刺激性强的药物和发疱类药物敷贴。

小儿敷贴时，药物用量不宜过多，且不宜使用刺激性太强的药物，敷贴时间也不宜太长。

麝香等有引起流产的危险，孕妇禁用。

敷贴时的关键工作

进行敷贴的部位需要先用75%浓度的酒精棉球进行局部消毒。

药物涂于穴位上后要用纱布和胶布固定，如果是在头部，则一定要用绷带固定。

敷贴后要做好局部防水工作。

敷贴期间应避免食用生冷、辛辣的刺激性食物及海鲜。

※本书提供的敷贴方中的有些药物有不同程度的毒性，建议在医生的指导下配方。

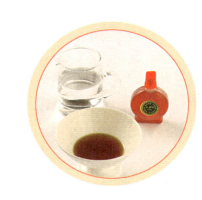

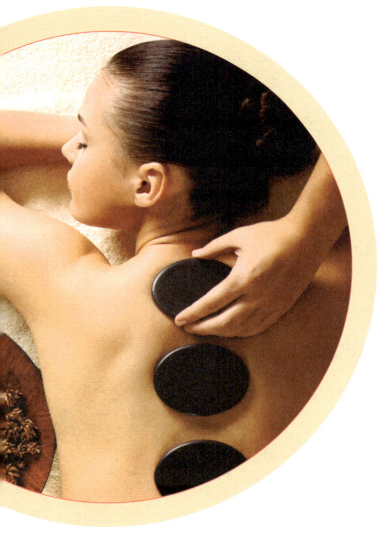

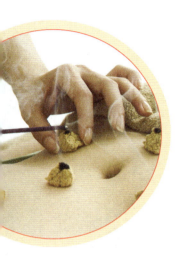

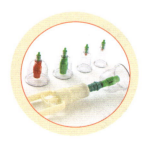

第二章

五法连用养生除病

本书介绍传统五大疗法的主要目的就是帮助人们调理身体、祛除病痛。本章将详细介绍常见的一些疾病或不适症状，如亚健康及各种不适症状、消化系统病症等，以及怎样运用传统五大疗法有效调理或祛除病症。读者通过学习，将能够在对症下药、对症施法的基础上放心地运用传统五大疗法。

健忘

健忘是指大脑的思考能力暂时出现障碍，记忆力减退、遇事善忘，多是由心脾两虚、年老体虚、肾精不足等原因引起的。基于生理和遗传的原因，男性健忘的发病率明显高于女性。

按摩

选取穴位　头维、足三里、三阴交、神门、攒竹、率谷、印堂、百会、四神聪、鱼腰、角孙、丝竹空。

操作手法

❶ 被按摩者取坐位，按摩者用双手拇指指腹点按被按摩者的印堂，沿前正中线交替向上点按至百会，每次5~10遍（图①）。

❷ 按摩者用拇指指腹点揉被按摩者的头维、率谷、角孙、神门、足三里、三阴交，每个穴位每次1分钟（图②）。

❸ 被按摩者取俯卧位，按摩者将双手手掌重叠按揉被按摩者背部的足太阳膀胱经，两侧交替进行，每侧3遍。

❹ 自我按摩：将双手食指、中指、无名指并拢，分推按攒竹，经鱼腰至两侧丝竹空，每次10~20遍，需注意推按速度不宜过快（图③）。

❺ 自我按摩：将食指指腹按于百会，将其余四指相握以助力，点揉百会5~10分钟，到局部有温热感时停止（图④）。

❻ 自我按摩：用双手食指、中指分别按揉四神聪（百会前、后、左、右各1寸处），逐渐用力，每次3~5分钟。

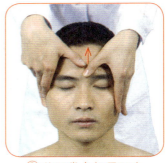

① 从印堂点按至百会

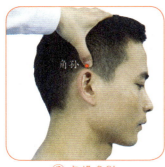

② 点揉角孙

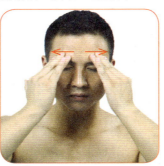

③ 推按攒竹至丝竹空

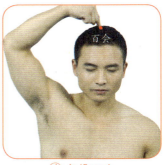

④ 点揉百会

❼ 手指分开，弯曲似爪状，以率谷为中心，扫散头侧，可逐渐用力快速操作，以局部有酸胀感为宜。

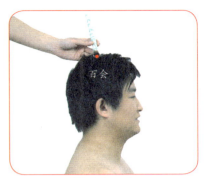
⑤ 艾灸百会

艾灸

选取穴位 百会、神门、肾俞。

操作手法 一般采用温和灸。手持点燃的艾条，对准百会、神门、肾俞，距皮肤2～3厘米处，以施术部位感到温热、舒适为宜，一般艾灸30分钟（图⑤）。

刮痧

选取穴位 心俞、肾俞、志室、太溪、足三里。

辅配穴位 瘀阻经络者，加丰隆、膈俞、地机；年老体弱者，加脾俞、胃俞、足三里。

适宜体位 俯卧位、坐位。

使用工具 刮痧板、瓷勺。

操作手法 心俞、肾俞、志室采用补法，即要顺着足太阳膀胱经的循行线路，由上至下刮。足三里和太溪则采用平补平泻法，刮太溪时可以逆着经络循行线路由下至上操作，力度要轻。实际操作时要先刮主穴（图⑥、图⑦）。

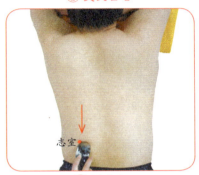
⑥ 刮志室

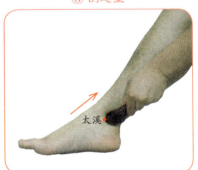
⑦ 刮太溪

拔罐

选取穴位 中脘、足三里、志室。

辅配穴位 脾胃虚弱者，加脾俞、三阴交；心悸失眠者，加神门、郄门。

适宜体位 坐位、俯卧位。

使用工具 火罐。

操作手法 采用常规拔罐法对中脘、足三里、志室进行拔罐，留罐30分钟，每天1次，5天为1个疗程（图⑧）。

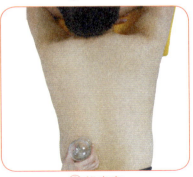
⑧ 拔志室

头痛

头痛是临床上常见的病症之一，主要由于精神紧张、情绪失控等因素引起，病程漫长。其主要症状为持续性头痛、头部两侧疼痛，有时头部也会出现单侧疼痛，有时头部还会伴有沉重感。中医治疗，如按摩、艾灸、刮痧、拔罐、敷贴，可以有效缓解头痛。

按摩

选取穴位　太阳、印堂、合谷、百会、风池。

操作手法

❶ 被按摩者双目自然闭合，按摩者将双手掌根贴于被按摩者的太阳上进行按揉，按揉时力度要稍轻（图①）。

❷ 按摩者用拇指与食指、中指捏住被按摩者的颈后肌肉近发际处，一前一后、一紧一松拿捏，时间根据情况而定，以被按摩者的颈部感到酸胀为宜（图②）。

❸ 按摩者将双手五指分开呈爪状，由被按摩者的前发际向后发际以十指梳头状按揉，时间根据情况而定，以被按摩者的头皮感到发热舒适为宜，也可以用木梳代替手指。

❹ 自我按摩：双目自然闭合，将双手食指屈曲，将拇指按在太阳上，以食指内侧屈曲面，由正中印堂沿眉毛两侧分抹，分抹时力度要适中，可以反复做30遍或适当增加遍数，每天2次（图③）。

❺ 自我按摩：前额痛时可以按压印堂、合谷，头两侧痛时可以按压百会，头后痛时可以按压风池，注意按压时力度要适中，每个穴位每次5分钟，以感到酸胀为宜，每天2~3次（图④）。

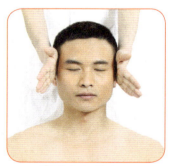

① 掌根按揉太阳

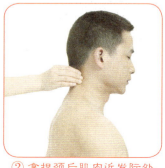

② 拿捏颈后肌肉近发际处

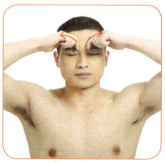

③ 分抹双柳

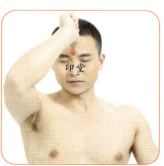

④ 按压印堂

艾灸

选取穴位 因风寒引起的头痛选用百会、太阳、风门、风池、大椎；因内伤引起的头痛选用百会、太阳、足三里、脾俞。

操作手法 采用温和灸，每个穴位每次15~20分钟，每天1次。

刮痧

选取穴位 印堂、太阳、百会、头维、合谷、风池、阳陵泉、太冲。

辅配穴位 外感头痛加列缺，内伤头痛加三阴交、肝俞、肾俞、太溪。

适宜体位 坐位、俯卧位。

使用工具 刮痧板。

操作手法 先刮主穴，至出现痧痕，再随症选用相应的辅配穴位，由下至上刮（图⑤、图⑥）。

拔罐

选取穴位 太阳、大椎。

辅配穴位 前额痛加印堂，头顶及头后痛加百会。

适宜体位 坐位。

使用工具 火罐。

操作手法 选用大小合适的火罐拔对太阳、大椎，留罐5~10分钟，每天1次，7天为1个疗程，并随症选用辅配穴位（图⑦、图⑧）。

敷贴

选取穴位 两侧前额、两侧太阳。

药物选用 生姜1块。

操作手法 先将生姜放入火中煨热，然后取出生姜，将其切成4片，分别敷贴于两侧前额及两侧太阳上，最后用绷带或手帕将其固定。

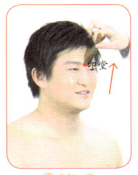

⑤ 刮印堂

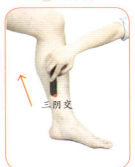

⑥ 刮三阴交

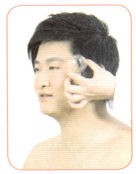

⑦ 拔太阳

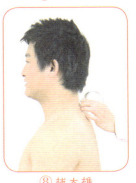

⑧ 拔大椎

失眠

　　失眠的主要症状为不能正常睡眠、睡眠时间不足或睡眠质量不高。长期失眠可引起全身不适。失眠会导致反应迟缓、烦躁不安、注意力不集中等，严重影响人们的生活和工作，而按摩、艾灸、刮痧、拔罐、敷贴可以改善失眠。

按摩

选取穴位　印堂、太阳、头维、百会。

操作手法

❶　被按摩者取仰卧位，按摩者用单手掌心先顺时针按摩被按摩者的腹部5圈，然后逆时针按摩被按摩者的腹部5圈（图①）。

❷　被按摩者取坐位，全身放松，按摩者双手握拳，用手指关节沿被按摩者的脊柱旁两横指处自上而下慢慢推按，反复10次（图②）。

❸　按摩者用双手拇指指腹按揉被按摩者的印堂，按揉时注意力度要适中，每次3分钟。

❹　按摩者用双手拇指指腹从被按摩者的眉头推至两侧眉梢后的太阳，反复4次。

❺　按摩者用掌心按揉被按摩者位于前额的所有穴位，以及头维、百会，每个穴位每次2分钟（图③）。

❻　按摩者将双手五指分开呈爪状，由被按摩者前发际向后发际如十指梳头状按揉，反复10次，也可以用木梳代替手指。

❼　按摩者拿捏被按摩者颈部与肩头连线的正中央，以及周围大筋处，每次10分钟左右即可（图④）。

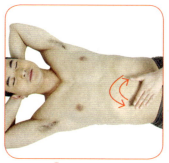

① 按摩腹部

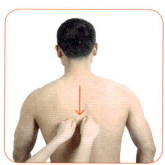

② 推按脊柱旁两横指处

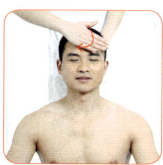

③ 按揉前额

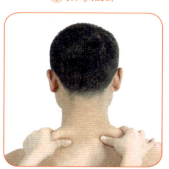

④ 拿捏肩部

❽ 自我按摩：取坐位，双目自然闭合，拇指按在太阳上，以食指内侧屈曲面，由正中印堂沿眉毛两侧分抹，分抹时力度要适中，反复30遍，也可以适当增加遍数，每天2次（图⑤）。

❾ 自我按摩：取坐位，用双手拇指指腹按压太阳，每次2分钟，沿两侧颞部由前向后按压（图⑥）。

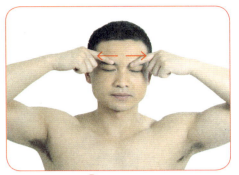

⑤ 分抹双柳

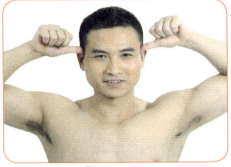

⑥ 按压太阳

艾灸

选取穴位　涌泉。

辅配穴位　百会、三阴交、内关、合谷、足三里。

操作手法　每晚临睡前先用热水泡脚20分钟，用点燃的艾条（用3年陈艾条效果更佳）对准涌泉，放在距穴位2～3厘米处的地方施灸，直到皮肤潮红、产生温热感为止，每天1次，每次20分钟，10天为1个疗程，休息2～3天再进行第2个疗程，一般1个疗程即可见效。

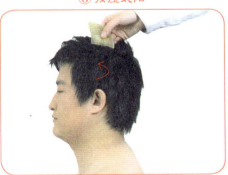

⑦ 刮四神聪

刮痧

选取穴位　百会、四神聪、神门、三阴交。

辅配穴位　头晕、健忘、面白无华者，加心俞、脾俞、足三里；阴虚火旺者，加太溪、肾俞；胃肠不和者，加中脘、足三里；心胆气虚者，加心俞、胆俞。

适宜体位　坐位、仰卧位。

使用工具　刮痧板、瓷勺。

操作手法　对百会、四神聪，以百会为中心，向四周刮（图⑦）。对神门，用瓷勺刮（图⑧）。对三阴交，沿足太阴脾经的循行线路刮，以皮肤出现痧痕为宜。

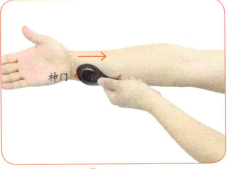

神门

⑧ 刮神门

选取穴位 心俞、肾俞等足太阳膀胱经的穴位及身柱、灵台。

辅配穴位 胃不和则卧不安，饮食停滞者，加梁门、天枢；肝气郁滞者，加太冲。

适宜体位 仰卧位、俯卧位。

使用工具 火罐。

操作手法 先以拇指指腹在心俞、肾俞往复重力按揉5次左右，然后于足太阳膀胱经两侧各拔4个罐（均匀分布），留罐30分钟。对身柱、灵台，不需要按揉，直接拔罐即可（图⑨、图⑩）。

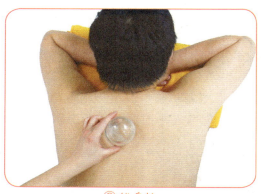

⑨ 拔身柱

敷贴

选取穴位 神门、三阴交。

药物选用 吴茱萸、肉桂各5克。

操作手法 将上述药物研成细末，临睡前取5克，加入蜂蜜调匀，制成软膏，敷贴于穴位上，每天1次，两侧穴位轮换敷贴。

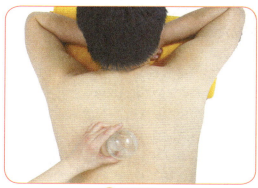

⑩ 拔灵台

贴心保健指南

◎因血压高而头痛者，应适当垫高枕位。

◎有心脏疾病者最好选择右侧卧的睡姿，以免对心脏产生太大的压力而提高发病概率。

◎患有肺部疾病者除应垫高枕位外，还应经常变换睡姿，以利于痰液排出。

◎患有胃见胀满和肝胆病症者，应以右侧位睡眠为宜。

◎失眠者可以通过多吃黄花菜、酸枣等进行食疗。

◎艾灸期间应停用安眠药。

咳嗽

咳嗽分为外感咳嗽和内伤咳嗽。外感咳嗽常由气候变化引起；内伤咳嗽是因脏腑功能失调影响到肺而导致的，往往咳嗽时间较长，且反复发作。按摩、刮痧可以通过对体表的作用影响深层气血的流通，从而促进邪气的外泄。

按摩

选取穴位　肺俞、膻中、鱼际。

操作手法

❶　被按摩者取站位或坐位，按摩者用中指指腹按揉被按摩者背部单侧的肺俞，按揉完后继续按揉其对侧的肺俞，也可以同时按揉其两侧的肺俞。按揉时应当逐渐用力，每次5~6分钟（图①）。

❷　被按摩者取坐位，按摩者坐于其左侧，按摩其膻中2~3分钟，时间不宜过长，以局部有温热感为宜。也可以根据被按摩者的身体状况进行按摩（图②）。

❸　自我按摩：取站位，用拇指指端或按摩工具点按鱼际，力度不宜过大，左手和右手每次各3~5分钟（图③）。

刮痧

选取穴位　天突至膻中、尺泽、肺俞。

辅配穴位　因外感邪气而咳嗽者，加风池、风门；内伤咳嗽者，加脾俞、肾俞、三阴交；痰多者，加丰隆、足三里；胸闷者，加内关。

适宜体位　仰卧位、坐位。

使用工具　刮痧板、瓷勺。

操作手法　用刮痧板的厚缘先刮天突至膻中，再刮尺泽、肺俞，直到皮肤出现痧痕或变成紫红色为止（图④、图⑤）。

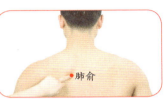

① 按揉肺俞

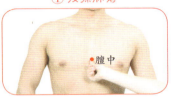

② 按摩膻中

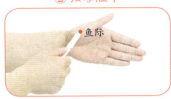

③ 点按鱼际

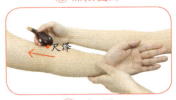

④ 刮尺泽

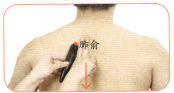

⑤ 刮肺俞

呃逆

呃逆是一种以胃气上逆动膈、气逆上冲、喉间呃呃连声、声短而频为主要症状的病症。呃逆既可偶然单独发生，又可见于其他疾病的兼症，呈连续或间歇性发作。呃逆发生时，可以用按摩、刮痧、拔罐、敷贴加以治疗。

按摩

选取穴位　攒竹、中脘、膻中、内关、章门、气舍、足三里、缺盆、膈俞、涌泉。

操作手法

❶ 被按摩者取坐位，按摩者用拇指指端按压被按摩者的攒竹（止呃），以被按摩者感到酸胀为宜（图①）。

❷ 按摩者将手掌放在被按摩者的上腹部，以中脘为中心，顺时针按揉，反复50圈，应注意按揉力度，以被按摩者的腹部感到发热为宜（图②）。

❸ 按摩者用拇指指腹按压被按摩者的内关、膻中、气舍、足三里等穴位，每个穴位每次2分钟。

❹ 被按摩者改为俯卧位，按摩者用手指拿捏被按摩者的脊柱两侧，并用力按压被按摩者的膈俞，上下反复3次。

❺ 自我按摩：双手交替用拇指指腹点按内关。

❻ 自我按摩：双手握拳，用手背自上而下捶打背部，用力需均匀，以背部感到深层发热为宜（图③）。

❼ 自我按摩：双手拇指、食指相对，拿捏章门（图④）。

❽ 自我按摩：单手食指、中指、无名指并拢摩擦涌泉，以脚心感到发热为宜。

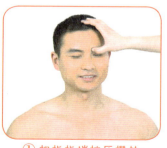

① 拇指指端按压攒竹

❾ 自我按摩：双手中指点按缺盆，以感到温热为宜，每次1分钟。

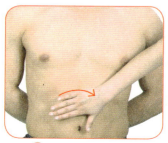

② 顺时针按揉中脘

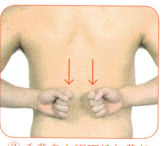

③ 手背自上而下捶打背部

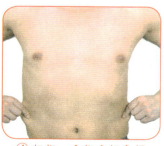

④ 拇指、食指拿捏章门

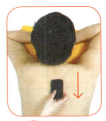
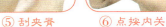

刮痧

选取穴位 中脘、内关、足三里、夹脊、膈俞。

辅配穴位 气滞者，加膻中、太冲；胃寒者，加上脘；虚呃者，加胃俞、膻中。

适宜体位 俯卧位、仰卧位、坐位。

使用工具 刮痧板。

操作手法 先沿背部的夹脊刮，每侧各3遍，然后重刮其他主穴，并随症刮辅配穴位，对内关可以用刮痧板的角端点按（图⑤、图⑥）。

⑤ 刮夹脊　　⑥ 点按内关

拔罐

选取穴位 膈俞、上脘、气海、阿是。

辅配穴位 寒呃者，加中脘；热呃者，加内庭；痰呃者，加丰隆、行间；瘀呃者，加期门。

适宜体位 俯卧位、仰卧位。

使用工具 火罐、抽气罐。

操作手法 分次选择任脉的上脘或中脘、气海、膈俞，用火罐或抽气罐在上述穴位进行操作，留罐15分钟，每天1次（图⑦、图⑧）。

⑦ 拔中脘　　⑧ 拔膈俞

敷贴

选取穴位 神阙。

药物选用 吴茱萸、丁香、沉香各15克。

操作手法 将上述药物研成细末，加入葱汁、姜汁调匀，制成膏状，需用时取适量，敷贴于穴位上，盖上纱布，外用胶布固定，每天1次。

贴心保健指南

◎在治疗呃逆时要注意区别生理性呃逆和病理性呃逆。

◎患有呃逆者可以通过含一大口水，仰头，憋气，漱喉咙，吞下进行治疗。打嗝不止者，可多次反复。

◎久呃口干者可以通过研碎15克核桃仁，并将其冲入生姜汤服用治疗，每天1次，连服数天。

腹胀

腹胀是一种常见的胃肠道功能紊乱性病症，被现代医学公认为是具有特殊病理生理基础的身心疾病。青壮年往往在劳累、情绪紧张后容易腹胀。按摩、刮痧、拔罐、敷贴可以缓解腹胀。

按摩

选取穴位　中脘、下脘、关元、三阴交、脾俞、胃俞、大肠俞、大巨。

操作手法

❶　被按摩者取仰卧位，按摩者将双手拇指指端重叠，按压被按摩者的中脘、下脘、关元、大巨，注意按压时力度要稍重，配合被按摩者的呼吸进行，反复10次，以被按摩者感到酸胀为宜（图①）。

❷　按摩者一手固定被按摩者的小腿，另一手用力按压被按摩者的三阴交，以被按摩者感到酸胀为宜（图②）。

❸　被按摩者改为俯卧位，按摩者用双手拇指指腹沿被按摩者的脊柱两侧按压，注意按压时力度要稍重，上下反复20次（图③）。

❹　按摩者用拇指指腹按压被按摩者的脾俞、胃俞、大肠俞，注意按压时力度要稍重，每个穴位每次3分钟，以被按摩者感到酸胀为宜（图④）。

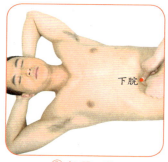

① 按压下脘

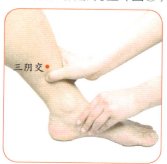

② 按压三阴交

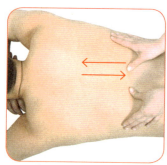

③ 沿脊柱两侧按压

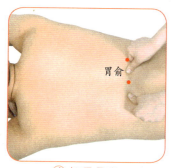

④ 按压胃俞

刮痧

选取穴位　中脘、脾俞、内关。

辅配穴位 血瘀者，加地机、膈俞；气滞者，加太冲；体虚者，加三阴交。

适宜体位 仰卧位、坐位。

使用工具 刮痧板。

操作手法 先刮主穴，以皮肤出现痧痕为宜，刮内关时需逆着经络循行线路（由远端至近端）操作。亦可以用刮痧板的角端点按内关（图⑤）。刮太冲时同样需要逆着经络循行线路操作（图⑥）。

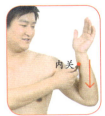

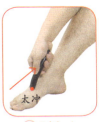

⑤ 刮内关　　⑥ 刮太冲

拔罐

选取穴位 天枢、足三里、脾俞、期门。

辅配穴位 寒湿者，加中脘、大肠俞；湿热者，加中脘、阴陵泉、三阴交；伤食者，加胃俞、中脘；肝气郁滞者，加太冲。

适宜体位 仰卧位、坐位。

使用工具 火罐、抽气罐。

操作手法 对天枢，采用抽气罐拔，一般留罐15～20分钟（图⑦）。对足三里、脾俞，可以采用闪火法，亦可以采用闪罐法。对期门，采用火罐拔，留罐时间不能太长，5分钟即可（图⑧）。

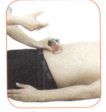

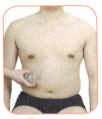

⑦ 拔天枢　　⑧ 拔期门

敷贴

选取穴位 神阙。

药物选用 厚朴、枳实各等份。

操作手法 将上述药物研成粗末，加入60%浓度的酒精调匀，制成膏状，需用时取适量，敷贴于穴位上，盖上纱布，外用胶布固定，每7天1次，连用3次。

贴心保健指南

◎腹胀者平时应该避免喝碳酸饮料、嚼口香糖，且最好不要用吸管喝饮料，这些都会在无形中增加气体的摄入，引起腹胀。

◎腹胀者不要过量食用一些高纤维的食物，如芹菜、韭菜、莴笋等。

◎腹胀者不要食用不易消化的食物。

◎腹胀者在平时进餐时，应改变狼吞虎咽的习惯。

◎对腹胀者进行拔罐之前，应先明确病因，排除器质性病变的可能情况。

中暑

中暑是一种长时间在高温环境下，机体体温调节出现障碍，水、电解质代谢紊乱及神经系统功能受损的病症。其主要症状为头昏、口渴、多汗、全身疲乏、心悸、尿量减少、体温正常或略有升高等。中暑前与中暑后可以用按摩、刮痧、拔罐、敷贴来预防和治疗。

按摩

选取穴位 率谷、太阳、印堂至百会、鱼腰、中冲、神门、攒竹、头维、角孙、水沟。

操作手法

❶ 被按摩者取坐位，按摩者用拇指指腹点按被按摩者的印堂，沿前正中线依次向上至百会，反复5~10次（图①）。

❷ 按摩者用双手拇指螺纹面分抹被按摩者的攒竹，经鱼腰至两侧太阳，反复10~20次，分抹速度不宜过快。

❸ 按摩者用拇指指端掐被按摩者的水沟2~3分钟，以被按摩者的皮肤无破损为宜。

❹ 按摩者用双手拇指指腹点按被按摩者的头维、率谷、角孙、神门，每个穴位每次1分钟，力度宜适中，以被按摩者感到酸胀为宜（图②）。

❺ 自我按摩：寻找阴凉通风处，坐好，用双手拇指指腹按揉太阳，逐渐用力，轻重交替，以局部酸胀麻感明显为宜，每次3分钟（图③）。

❻ 自我按摩：用双手拇指指端加重力量点按鱼腰，以能

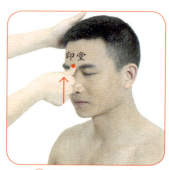
① 点按印堂至百会

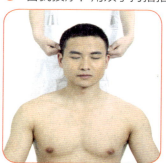
② 点按角孙

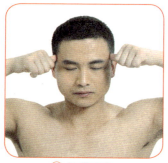
③ 按揉太阳

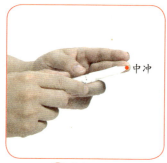
④ 点按中冲

耐受为宜，点按2分钟。

7 自我按摩：用牙签或笔端点按中冲2分钟，以不刺破皮肤为宜（上页图④）。

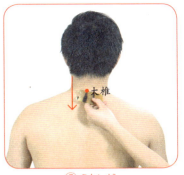

⑤ 刮大椎

刮痧

选取穴位 大椎、委中、曲池、尺泽。

辅配穴位 胸闷者，加膻中；头痛者，加印堂、太阳；昏迷者，加掐或针刺水沟。

适宜体位 俯卧位、坐位。

使用工具 刮痧板、三棱针、瓷勺。

操作手法 采用泻法，重刮主穴，当大椎、委中、尺泽出现痧痕以后，可以用三棱针点刺放血（图⑤、图⑥）。

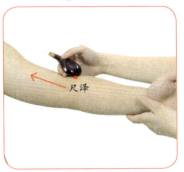

⑥ 刮尺泽

拔罐

选取穴位 足三里、大椎、曲池、合谷、内关。

辅配穴位 重症中暑者，加水沟、十宣、曲泽、委中、阳陵泉、少冲。

适宜体位 坐位、俯卧位。

使用工具 火罐、三棱针。

操作手法 对以上主穴进行拔罐、留罐，亦可随症点刺十宣、曲泽、大椎、曲池、委中放血，挤出紫黑色血液，并给予清凉饮料（图⑦、图⑧）。

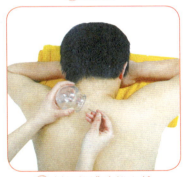

⑦ 刺络拔罐法拔大椎

敷贴

选取穴位 神阙、气海、大椎。

药物选用 硫黄、硝石各15克，雄黄、滑石、明矾各8克。

操作手法 将上述药物研成细末，加入面粉、清水调匀，制成糊状，需用时取适量，敷贴于穴位上，盖上纱布，外用胶布固定，两侧穴位隔3小时换药1次。

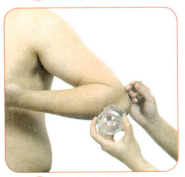

⑧ 刺络拔罐法拔曲池

痔疮

痔疮分为内痔、外痔和内外混合痔，多见于坐立过久、经常便秘或妊娠者，以内痔、外痔或块状突出为主要症状，内痔者在便秘时会便血。患有痔疮者平时除应注意饮食、起居规律外，不妨试试按摩、艾灸、刮痧、拔罐、敷贴等疗法，以减轻痛苦。

按摩

选取穴位　中脘、关元、气海、长强、支沟、照海、天枢、足三里、白环俞、承扶、承山。

操作手法

❶ 被按摩者取仰卧位，按摩者用拇指指腹推拿、揉捏被按摩者的中脘、天枢、气海、关元，推拿、揉捏时力度要适中，每个穴位每次2分钟，以被按摩者感到酸胀为宜（图①）。

❷ 按摩者用拇指指腹点按被按摩者的支沟、照海，点按时力度要适中，每个穴位每次1分钟，以被按摩者感到酸胀为宜（图②）。

❸ 被按摩者仰卧屈膝，放松腹部，按摩者用掌根顺时针摩擦被按摩者的肚脐及其周围，尤其是其下腹部，反复30圈，以被按摩者感到温热为宜（图③）。

❹ 被按摩者改为俯卧位，按摩者用拇指指腹按压被按摩者的长强，按压时力度要稍重，每次2分钟。按压后，嘱咐被按摩者提肛收缩，反复10次。

❺ 按摩者用拇指指腹按揉被按摩者的白环俞、承扶、足三里、承山，按揉时力度要适中，每个穴位每次1分钟，以被按摩者感到酸胀为宜，坚持按摩一段时间，被按摩者的症状会有所缓解（图④）。

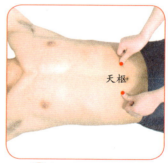

① 推拿、揉捏天枢

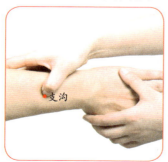

② 点按支沟

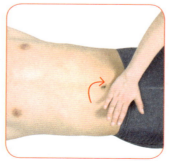

③ 摩擦下腹部

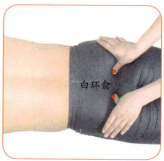

④ 按揉白环俞

艾灸

选取穴位 长强、次髎、血海、承山、上巨虚、二白。

辅配穴位 便血污浊、口渴尿赤者，加阴陵泉；便血鲜红者，加足三里、白环俞；肛门有下坠感、便血色清者，加神阙、百会、脾俞。

操作手法 采用直接灸，每个穴位3～5壮，每天1次（图⑤）。

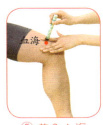

⑤ 艾灸血海

刮痧

选取穴位 手三里至下廉、商阳、血海、三阴交。

适宜体位 坐位。

使用工具 刮痧板。

操作手法 被刮痧者取坐位，施术者先用刮痧板由上至下刮被刮痧者的手三里至下廉，然后用刮痧板圆润的端点分别点按被刮痧者的商阳、血海、三阴交各3～5分钟，以局部红润为宜（图⑥、图⑦）。

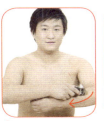
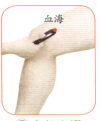

⑥ 刮手三里至下廉　⑦ 点按血海

拔罐

选取穴位 足三里、承山、大肠俞。

适宜体位 坐位、俯卧位。

使用工具 火罐、三棱针。

操作手法

❶ 被拔罐者取坐位，施术者采用投火法、闪火法或架火法等，依次将火罐吸附于被拔罐者的足三里、承山上，留罐10～15分钟（图⑧）。

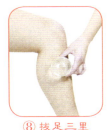

⑧ 拔足三里

❷ 被拔罐者取俯卧位，施术者用三棱针垂直、快速点刺被拔罐者的大肠俞0.5～1厘米处，进针后将针体左右晃动5次，被拔罐者下肢同侧有明显酸胀感、放射感时起针，采用闪火法拔针眼处20分钟。起罐后用75%浓度的酒精棉球压迫针眼，以胶布固定。

敷贴

选取穴位 病变部位。

药物选用 血竭末30克。

操作手法 取适量血竭末，加入自己的唾液调匀，制成糊状，涂于病变部位。

便秘

便秘是指排便次数明显减少，每2～3天或更长时间大便一次，且大便干燥，排便困难，甚至需要借用泻药或灌肠才能排便的情况。长期便秘会因粪便在体内停留时间过长而使毒素不能排出，从而损害健康。按摩、艾灸、刮痧、拔罐、敷贴可以轻松缓解便秘的症状。

按摩

选取穴位　中脘、神阙、关元、巨阙、手三里、天枢、足三里、大巨、三阴交、脾俞、胃俞、肝俞、肾俞、大肠俞、承山、气海。

操作手法

❶　被按摩者取仰卧位，按摩者用单手掌心顺时针推摩被按摩者的小腹，每次5分钟。

❷　按摩者用拇指指腹按揉被按摩者的中脘、天枢、关元、巨阙、大巨，注意按揉时力度要适中，每个穴位每次2分钟。

❸　按摩者用拇指指腹按揉被按摩者的手三里、三阴交、足三里，注意按揉时力度要稍重，每个穴位每次5分钟，以被按摩者感到酸胀为宜（图①）。

❹　被按摩者改为俯卧位，按摩者用拇指指腹按揉被按摩者的脾俞、胃俞、肝俞、肾俞、大肠俞，每个穴位每次5分钟，以被按摩者感到酸胀为宜（图②）。

❺　按摩者对被按摩者的背部至腰骶部用按摩工具做上下快速摩擦动作，以被按摩者感到温热为宜（图③）。

❻　自我按摩：将双手重叠，将掌心放在肚脐，以肚脐为中心推摩腹部，范围逐渐扩大，注意推摩时力度要适中，先顺时针推摩50圈，然后轻拍15次（图④）。

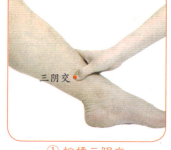

① 按揉三阴交

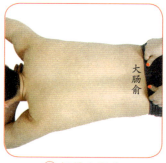

② 按揉大肠俞

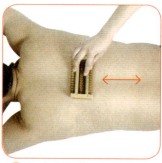

③ 快速摩擦背部至腰骶部

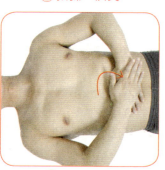

④ 推摩腹部

❼ 自我按摩：用拇指指腹按揉中脘、天枢，注意按揉时力度要稍轻，每个穴位每次2分钟（图⑤）。

❽ 自我按摩：先用按摩棒按压承山，每次1分钟，再拿捏承山周围的腓肠肌30次（图⑥）。口臭者，可加按足三里1分钟。

❾ 自我按摩：用单手掌心顺时针按揉神阙，每次5分钟，以腹胀肠鸣产生排气感和便意为宜（图⑦）。

❿ 自我按摩：取站位，用单手中指、食指指腹按摩气海和关元（图⑧）。

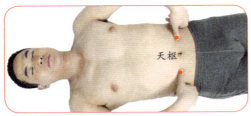

⑤ 按揉天枢

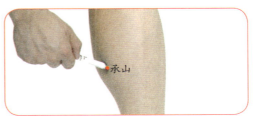

⑥ 按压承山

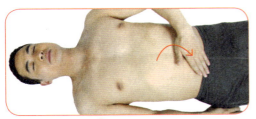

⑦ 按揉神阙

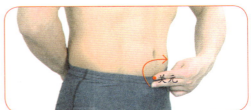

⑧ 按摩关元

艾灸

选取穴位 支沟、大肠俞、天枢、大横。

辅配穴位 口臭者，加巨虚、曲池、太溪；腹胀肠鸣、屁多嗳气者，加气海、膻中、太冲；排便时出汗气短者，加肾俞、脾俞、太溪。

操作手法 采用直接灸，每次选取3个穴位，每个穴位3壮，每天1次。

刮痧

选取穴位 两侧支沟、天枢、两侧足三里至上巨虚。

辅配穴位 气滞者，加太冲；有热者，加内庭、合谷；肾虚者，加肾俞、太溪。

适宜体位 坐位、仰卧位。

使用工具 刮痧板、瓷勺。

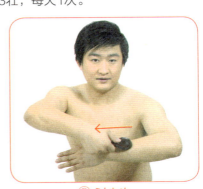

⑨ 刮支沟

操作手法

❶ 由支沟向腕部方向刮，以皮肤潮红或出现痧痕为宜（上页图⑨）。

❷ 由上至下刮两侧足三里至上巨虚（图⑩）。

❸ 向下刮天枢。

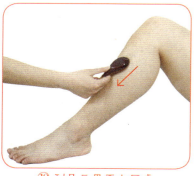
⑩ 刮足三里至上巨虚

拔罐

选取穴位 天枢、大横、脾俞、胃俞、大肠俞、小肠俞。

辅配穴位 寒秘者，加气海、关元、肾俞、左侧水道，并可以配合艾灸；热秘者，可以配合针刺合谷、曲池；因气滞引起、矢气频发者，加中脘、行间。

适宜体位 仰卧位、俯卧位。

使用工具 火罐。

操作手法 对大横、小肠俞等主穴均采用留罐法，将拔罐器吸附在穴位上，留罐10～15分钟，隔天1次，10次为1个疗程（图⑪、图⑫）。

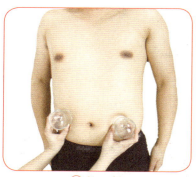
⑪ 拔大横

敷贴

选取穴位 神阙。

药物选用 大枣8颗，大戟5克。

操作手法 将大枣去核取肉，将大戟研成细末，并将大枣和大戟一起捣烂，制成膏状，需用时取适量，敷贴于穴位上，用艾条灸20分钟，盖上纱布，外用胶布固定，每天换1次。

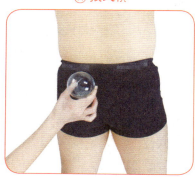
⑫ 拔小肠俞

贴心保健指南

便秘时，人的体质不同，所选用的水果也应当不同。

◎热性体质的人要吃寒性水果，如西瓜、梨、香蕉等。

◎寒性体质的人要吃热性水果，如橘子、荔枝等。

◎中性体质的人的选择比较多，如葡萄、苹果等。

盗汗

盗汗是一种以睡后出汗、醒后止汗为主要症状的病症。艾灸、刮痧和拔罐有助于调节人体阴阳平衡，从而起到固表止汗的作用。

艾灸

选取穴位 神阙、涌泉。

操作手法 切1块厚薄适中的姜片，将适量艾炷放在姜片上，将姜片放在神阙上，每次灸15分钟，每天1次，10天为1个疗程。对涌泉采用艾条灸，每次灸10～15分钟（图①）。

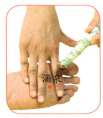

① 艾灸涌泉

刮痧

选取穴位 神门、两侧肺俞至脾俞。

辅配穴位 阴虚内热明显者，加肾俞、肝俞、太溪；汗流不止者，加复溜、后溪。

适宜体位 坐位、俯卧位。

使用工具 刮痧板、瓷勺。

操作手法 沿足太阳膀胱经循行线路，从肺俞刮至

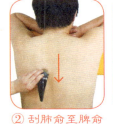

② 刮肺俞至脾俞

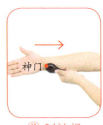

③ 刮神门

脾俞，采用平补平泻法，直到皮肤潮红或出现痧痕为止（图②）。刮神门应由远端至近端进行，力度可以稍重（图③）。

拔罐

选取穴位 神阙、涌泉、大椎、肺俞、膏肓、脾俞、复溜。

辅配穴位 汗出过多者，加后溪、筑宾；易感冒者，加风门、风池、足三里。

适宜体位 仰卧位、俯卧位、坐位。

使用工具 火罐。

操作手法 选用大小合适的火罐，拔大椎、神阙、肺俞等主穴，每天1次，7天为1个疗程。

慢性疲劳综合征

　　慢性疲劳综合征的主要症状为主观上感觉疲乏无力、身体沉重、昏昏欲睡等。患有慢性疲劳综合征者不仅会大大损伤体力，导致未老先衰，还会危害循环系统。按摩、刮痧、拔罐、敷贴可以振奋精神，缓解慢性疲劳综合征的症状。

按摩

选取穴位　百会、神庭、天枢、足三里、率谷、攒竹、角孙、丝竹空、中脘、关元、气海、血海、三阴交、鱼腰、太阳、印堂、四神聪。

操作手法

❶　按摩者用拇指指腹按揉被按摩者的中脘、天枢、气海、关元、血海、三阴交、足三里，每个穴位每次2分钟，以被按摩者感到微热为宜（图①）。

❷　按摩者将食指、中指、无名指微屈，置于被按摩者的头侧，以率谷为中心扫散被按摩者的头侧（图②）。

❸　自我按摩：将双手食指、中指并拢，以手指指腹自攒竹向两侧分抹，经鱼腰、丝竹空至太阳，轻揉太阳，反复5～10次（图③）。

❹　自我按摩：将双手拇指扶于头侧作为支撑，将中指、无名指并拢，二指指腹由印堂抹至神庭，双手交替进行，反复10次。

❺　自我按摩：用食指指腹按揉百会、四神聪、率谷、角孙，每个穴位每次1分钟，以局部感到酸胀为宜（图④）。

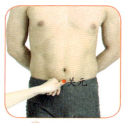 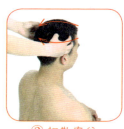 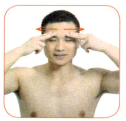 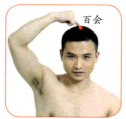

①按揉关元　　②扫散率谷　　③分抹双柳　　④按揉百会

刮痧

选取穴位　太阳、天柱至风门、风池至肩井、合谷、内关、曲池、手三里、血海、三阴交、足三里。

适宜体位 坐位、仰卧位。

使用工具 刮痧板、瓷勺。

操作手法

❶ 被刮痧者取坐位，施术者先用刮痧板刮其太阳，并由天柱刮至风门，再由风池刮至肩井，以被刮痧者局部出现红晕为宜（图⑤）。

❷ 被刮痧者取坐位，暴露上肢，施术者用刮痧板刮其上肢外侧手阳明大肠经的合谷、曲池、手三里及手厥阴心包经的内关，每侧每次16～18下。

❸ 被刮痧者取仰卧位，屈膝，施术者用勺柄刮被刮痧者下肢外侧足太阳明胃经的足三里、足太阴脾经的血海及三阴交（图⑥）。

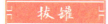

拔罐

选取穴位 肺俞、心俞、膈俞、肝俞、三焦俞、肾俞等足太阳膀胱经的穴位、足三里。

适宜体位 俯卧位、坐位。

使用工具 火罐。

操作手法

❶ 被拔罐者取俯卧位，施术者采用闪火法将火罐吸附于被拔罐者背部足太阳膀胱经的穴位上，拔罐前先在施术部位涂一层润滑油，拔罐后一手中指和无名指分开夹于火罐上部，另一手握住罐底，稍倾斜，前边略提起，双手一前一后协调用力，慢慢向前推动火罐，反复推数次，以被拔罐者皮肤潮红、充血为宜，每次10～20次（图⑦）。

❷ 被拔罐者取坐位，充分暴露下肢，施术者采用闪火法将火罐吸附于被拔罐者的足三里，一拔一吸，以被拔罐者皮肤出现红晕、感到发热为宜，隔天1次，10次为1个疗程（图⑧）。

敷贴

选取穴位 神阙。

药物选用 黄芪、丹参、党参各等份。

操作手法 将上述药物研成细末，需用时取10克，加入清水调匀，制成糊状，敷贴于穴位上，盖上纱布，外用胶布固定，每天1次，10天为1个疗程。

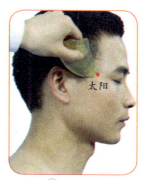

⑤ 刮太阳

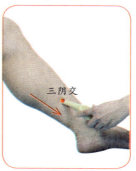

⑥ 刮三阴交

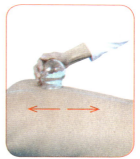

⑦ 拔足太阳膀胱经的穴位

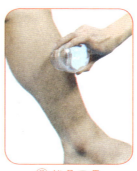

⑧ 拔足三里

胃下垂

　　胃下垂是一种站立时胃的下缘垂至盆腔、胃小弯弧线的最低点降至髂嵴连线以下的病症。胃下垂严重者上腹部时常会感觉不适，饭后常伴有恶心、便秘等。胃下垂者可以通过按摩、艾灸、刮痧、拔罐、敷贴来调理，这样调理既可以缓解病痛，又可以避免吃药带来的副作用。

按摩

选取穴位　肝俞、脾俞、胃俞、小肠俞、中脘、曲池、足三里。

操作手法

❶　被按摩者取俯卧位，按摩者先沿被按摩者的脊柱两侧推摩，反复3次，再沿被按摩者的脊柱两侧1.5寸处自下而上捏，反复3次（图①）。

❷　按摩者双手五指并拢，沿被按摩者的脊柱两侧1.5寸处点按，注意点按时力度要稍重，反复3次（图②）。

❸　按摩者用双手拇指指腹按压被按摩者的肝俞、脾俞、胃俞、小肠俞，注意按压时力度要适中，每个穴位每次3分钟。

❹　被按摩者改为仰卧位，按摩者将手掌放在被按摩者的肚脐上，顺时针推摩20～30次。

❺　自我按摩：仰卧屈膝，先将双手放在腹部，自上而下推擦，反复10～15次，再用右手顺时针推摩腹部，反复20～30次。

❻　自我按摩：先将左手掌心放在左上腹部，向下平推至右下腹部，再将右手掌心放在右上腹部，向下平推至左下腹部，双手交替进行，各反复10～15次（图③、图④）。

❼　自我按摩：用拇指指腹按压中脘，吸气时缓缓按压，呼气时慢慢松手，约按压10分钟。

❽　自我按摩：取坐位，用拇指指腹按揉曲池、足三里，每次3分钟（图⑤）。

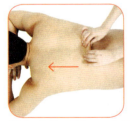

① 捏脊柱两侧 1.5 寸处

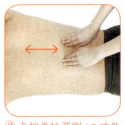

② 点按脊柱两侧 1.5 寸处

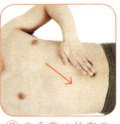

③ 左手掌心放在左上腹部

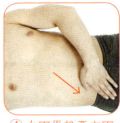

④ 向下平推至右下腹部

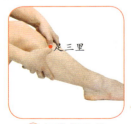

⑤ 按揉足三里

艾灸

选取穴位　中脘、足三里、梁门、百会、关元。

辅配穴位　胃脘胀痛者，加公孙、太白。

操作手法　除百会外，对其余穴位均采用直接灸，每次选取2～3个穴位，每个穴位5～10壮；对百会采用艾条悬灸，每次10分钟，每天1次，10天为1个疗程。

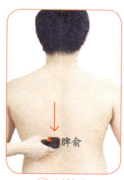

⑥ 刮脾俞

刮痧

选取穴位　脾俞、胃俞、膻中、中脘。

辅配穴位　嗳气频作者，加内关、梁丘；腹胀者，加梁门、大横。

适宜体位　仰卧位、俯卧位、坐位。

使用工具　刮痧板。

操作手法　沿脾俞、胃俞由上至下刮，以补法为主；刮膻中、中脘时力度要轻，用刮痧板的厚缘操作（图⑥、图⑦）。

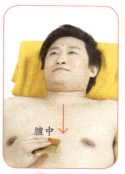

⑦ 刮膻中

拔罐

选取穴位　脾俞、胃俞、中脘、足三里。

辅配穴位　中气下陷者，加气海、大横；脾胃虚寒者，加气海、肝俞。

适宜体位　仰卧位、俯卧位。

使用工具　火罐。

操作手法　对大横、气海等穴位均可采用闪火法，留罐10分钟，每天2～3次，7天为1个疗程（图⑧、图⑨）。

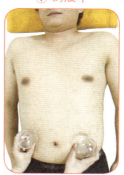

⑧ 拔大横

敷贴

选取穴位　神阙。

药物选用　蓖麻仁20克，五倍子10克。

操作手法　将上述药物捣烂成泥，需用时取适量，敷贴于穴位上，盖上纱布，外用胶布固定。

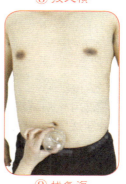

⑨ 拔气海

急性胃肠炎

　　急性胃肠炎是一种由多种原因引起的胃肠道黏膜的急性弥漫性炎症。通过刮痧、拔罐与敷贴对相应的穴位进行刺激，有助于胃肠气机的调理。

刮痧

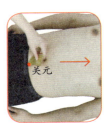

① 刮关元　　② 点按足三里

选取穴位　大椎、关元、天枢、内关、足三里。
辅配穴位　恶心、呕吐者，加中脘；宿食停滞者，加梁门、滑肉门。
适宜体位　仰卧位、坐位。
使用工具　刮痧板、三棱针。
操作手法　先刮主穴，采用补法刮关元，采用平补平泻法刮天枢，刮大椎后可以用三棱针点刺放血，对内关、足三里都可以采用点按法（图①、图②）。

拔罐

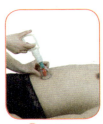

③ 拔天枢

选取穴位　天枢、大肠俞。
辅配穴位　寒湿者，加中脘、气海；湿热者，加中脘、阴陵泉。
适宜体位　仰卧位、坐位。
使用工具　火罐、抽气罐。
操作手法　对主穴采用闪火法拔火罐，留罐15分钟，随症配合拔相应的穴位；对天枢、中脘也可以使用抽气罐拔罐，留罐时间可以稍长些（图③）。

敷贴

选取穴位　神阙。
药物选用　生白芷60克。
操作手法　将生白芷研成细末，加入面粉、食醋调匀，制成碗口大小的糊状，敷贴于神阙上，盖上纱布，外用胶布固定，每次1～2小时。

胃、十二指肠溃疡

胃、十二指肠溃疡是一种发生在胃、十二指肠球部的慢性溃疡性病症，发作时以上腹部疼痛为主要症状，且具有节律性。刮痧、拔罐、敷贴能有效缓解胃、十二指肠溃疡。

刮痧

选取穴位　期门、章门、内关。
辅配穴位　饮食不消者，加梁门。
适宜体位　仰卧位、俯卧位、坐位。
使用工具　刮痧板。
操作手法　对章门以泻法为主，对内关可以用刮痧
板的角端点按，对期门则可以逆着足厥阴肝经的循行线路刮（图①、图②）。

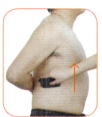

① 刮章门　　② 刮期门

拔罐

选取穴位　脾俞至肝俞、中脘、足三里。
辅配穴位　脾胃虚寒者，加气海、内关、梁丘；瘀
血内停者，加血海、地机。
适宜体位　俯卧位、坐位。
使用工具　火罐。
操作手法　对脾俞至肝俞采用走罐法拔罐，以皮
肤变成紫红色为宜（图③）。对足三里和中脘采用常规闪火法拔罐即可，留罐10~15分
钟。对血海采用闪火法拔罐，之后留罐（图④）。

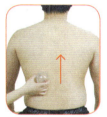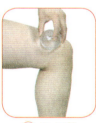

③ 走罐脾俞至肝俞　　④ 拔血海

敷贴

选取穴位　中脘、脾俞、胃俞。
药物选用　苍术20克，川椒15克，干姜、附片、檀香各10克。
操作手法　将上述药物研成细末，过筛，加入姜汁调成膏状，需用时取适量，敷贴于穴位
上，盖上纱布，外用胶布固定，每天1~2次，5次为1个疗程。

慢性胃炎

慢性胃炎是一种由多种原因导致的胃黏膜炎症因日久不愈而转变成的慢性炎症，主要症状为进食后上腹部出现无规律的阵发性或持续性疼痛，伴有食欲减退、恶心、呕吐、泛酸、腹胀、消瘦、贫血等。按摩、艾灸、刮痧、拔罐、敷贴可以防治和缓解慢性胃炎。

按摩

选取穴位　足三里、胃俞、肝俞、脾俞、膈俞、上脘、中脘、神阙、巨阙。

操作手法

❶ 被按摩者取仰卧位，按摩者在双手摩擦变热以后将双手重叠，将掌心放在被按摩者的上脘，顺时针摩擦，注意摩擦时力度要稍重，每次5分钟，以被按摩者感到温热为宜。

❷ 按摩者用拇指指腹按压被按摩者的中脘、神阙、巨阙、上脘，每个穴位每次3分钟，以被按摩者感到酸胀为宜（图①）。

❸ 按摩者将食指、中指、无名指并拢，沿被按摩者的身体前正中线上下按摩，注意按摩时力度要适中，反复3分钟（图②）。

❹ 按摩者用拇指指腹按压被按摩者的足三里，注意按压时力度要稍重，每次3分钟（图③）。

❺ 被按摩者改为俯卧位，按摩者用拇指指腹按压被按摩者的胃俞、肝俞、脾俞、膈俞，注意按压时力度要稍重，每个穴位每次3分钟（图④）。

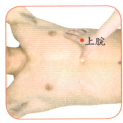
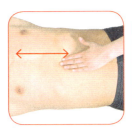
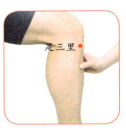
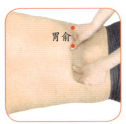

① 拇指指腹按压上脘　② 沿身体前正中线上下按摩　③ 按压足三里　④ 按压胃俞

艾灸

选取穴位　神阙、中脘、胃俞。

辅配穴位 大肠俞、关元、巨阙。

操作手法 暴露肚脐，取新鲜姜片（姜片直径为2～3厘米，厚度为0.2～0.3厘米，中间用针刺数孔）放在穴位上，上置艾炷，点燃艾炷施灸，根据病情反复进行，以皮肤潮红、湿润为宜。

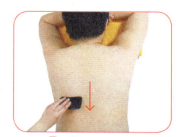

⑤ 刮膈俞至胃俞

刮痧

选取穴位 两侧膈俞至脾俞、胃俞、中脘、天枢、足三里。

适宜体位 仰卧位、俯卧位。

使用工具 刮痧板。

操作手法 对两侧膈俞至脾俞、胃俞由上至下刮，以补法为主（图⑤）。对中脘、天枢用刮痧板的厚缘刮（图⑥）。对足三里用点按法刮。

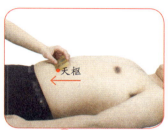

⑥ 刮天枢

拔罐

选取穴位 脾俞、胆俞、胃俞、大椎。

辅配穴位 脾胃虚寒者，加大肠俞、关元、巨阙。

适宜体位 坐位、俯卧位。

使用工具 火罐、三棱针、抽气罐。

操作手法 对脾俞、胆俞、胃俞采用常规拔罐法拔罐，留罐10分钟，隔天1次（图⑦）。对大椎先用三棱针点刺放血，再采用闪火法拔罐，留罐10分钟，隔天1次（图⑧）。

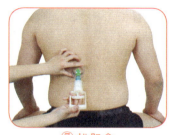

⑦ 拔胆俞

敷贴

选取穴位 中脘、足三里、脾俞、肾俞。

药物选用 白芥子、细辛、延胡索、生附子、生甘遂按4：3：1：1：1的比例备好。

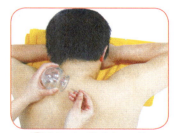

⑧ 刺络拔罐法拔大椎

操作手法 先将上述药物研成细末，加入姜汁、蜂蜜调匀，制成1厘米×1厘米的药饼，然后将药饼敷贴于穴位上，盖上纱布，外用胶布固定，每次2～3小时，10天1次，7次为1个疗程，每个疗程结束后先停1次，再进行下1个疗程。

慢性胰腺炎

慢性胰腺炎是一种由胆管疾病或酒精中毒等因素导致的胰腺实质进行性病症，主要症状为腹痛、消瘦无力、营养不良、腹泻或脂肪痢，后期可能出现腹部包块、黄疸、糖尿病等。刮痧、拔罐能扶正祛邪，可以有效调理慢性胰腺炎。

刮痧

选取穴位　魂门、中脘、天枢。
辅配穴位　恶心、呕吐者，加内关；大便黏滞不爽者，加丰隆；呕血者，加膈俞、梁丘。
适宜体位　俯卧位、坐位。
使用工具　刮痧板。
操作手法　对魂门一般用刮痧板的厚缘刮，力度宜轻（图①）。对中脘、天枢一般也用刮痧板的厚缘刮，以平补平泻法为主。刮丰隆时力度可以重一些。也可以用刮痧板的角端点按丰隆（图②）。

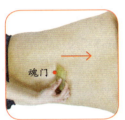

① 刮魂门

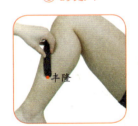

② 点按丰隆

拔罐

选取穴位　足三里、期门、阳陵泉、丘墟。
辅配穴位　肝气郁结者，加太冲；脾胃实热者，加中脘、曲池、内庭；湿热者，加阴陵泉、建里；恶心、呕吐者，加内关、中脘。
适宜体位　俯卧位、坐位。
使用工具　火罐、三棱针。
操作手法　先对期门、丘墟进行定位，再采用闪火法拔，留罐10分钟，每天2～3次（图③、图④）。对曲池、内庭，亦可以配合使用三棱针点刺放血。

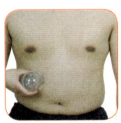

③ 拔期门

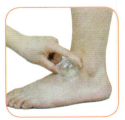

④ 拔丘墟

慢性结肠炎

慢性结肠炎是一种常见的肠道功能紊乱性病症。其主要症状为左下腹部阵发性绞痛，且排便次数增加，常伴有腹胀和排便不畅。艾灸、刮痧和拔罐有助于肠道气机的调理，有助于辅助治疗慢性结肠炎。

艾灸

选取穴位 中脘、上巨虚、天枢、气海、阿是。
操作手法 采用直接灸，每次选取3~5个穴位，每个穴位5壮，每天1次，10天为1个疗程。

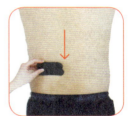

① 刮脾俞至大肠俞

刮痧

选取穴位 脾俞经肾俞至大肠俞、中脘、天枢、章门。
适宜体位 仰卧位、俯卧位。
使用工具 刮痧板。
操作手法 从脾俞向下经肾俞刮至大肠俞，以平补平泻法为主（图①）。取仰卧位时，刮中脘、章门、天枢等（图②）。注意，刮肾俞是由上至下操作的，以补法为主；刮天枢也是由上至下操作的，用力宜重。

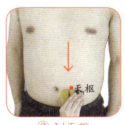

② 刮天枢

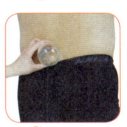

③ 拔大肠俞

拔罐

选取穴位 阳陵泉、大肠俞、天枢。
适宜体位 坐位、俯卧位。
使用工具 火罐。
操作手法 先定位大肠俞、阳陵泉，然后采用单纯拔罐法，留罐10~15分钟，每天2~3次，10天为1个疗程（图③、图④）。对天枢亦可采用闪罐法，直到皮肤变成紫黑色或罐内出现水汽为止。

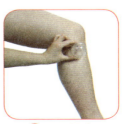

④ 拔阳陵泉

溃疡性结肠炎

溃疡性结肠炎以结肠、直肠黏膜广泛溃疡病变为特征，主要症状为腹泻，混有黏液及脓血，常伴有下腹部阵发性疼痛。艾灸、刮痧和拔罐能调理肠道气机，达到止泻的目的。

艾灸

选取穴位 命门、神阙、天枢、上巨虚。
辅配穴位 足三里、胃俞、内关、气海。
操作手法 取2～3个穴位，在穴位上撒一层干盐，温和施灸（图①）。

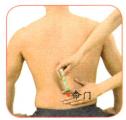

① 艾灸命门

刮痧

选取穴位 脾俞至大肠俞、肾俞、中脘、天枢。
辅配穴位 恶心、呕吐者，加内关；腹胀者，加梁门、太冲。
适宜体位 仰卧位、俯卧位。
使用工具 刮痧板。
操作手法 按足太阳膀胱经的循行线路从脾俞刮至大肠俞，对肾俞由下至上刮（图②）。对中脘、天枢用刮痧板的厚缘刮，力度宜轻（图③）。

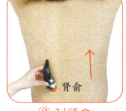

② 刮肾俞

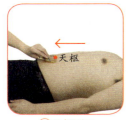

③ 刮天枢

拔罐

选取穴位 脾俞、命门、神阙、天枢、上巨虚。
辅配穴位 脾胃虚弱者，加足三里、胃俞、气海；恶心、呕吐者，加内关。
适宜体位 仰卧位、俯卧位、坐位。
使用工具 火罐。
操作手法 对命门、天枢等穴位均采用闪火法，留罐3分钟（图④）。对内关用手指点掐。

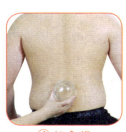

④ 拔命门

慢性阑尾炎

慢性阑尾炎是一种阑尾急性炎症消退后遗留的慢性炎症病变，主要症状为右下腹部疼痛，呈间断性隐痛或胀痛，时重时轻，且部位比较固定。刮痧和拔罐可以作为慢性阑尾炎的辅助疗法。

刮痧

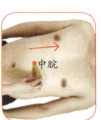
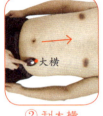

① 刮中脘　　② 刮大横

选取穴位　大肠俞、关元俞、大横、天枢。
辅配穴位　恶心、呕吐者，加内关、中脘；腹胀者，加梁门。
适宜体位　仰卧位。
使用工具　刮痧板、瓷勺。
操作手法　刮大肠俞和关元俞时应当沿足太阳膀胱经的循行线路由上至下进行，而刮梁门、中脘、天枢、大横时力度要轻，应采用平补平泻法（图①、图②）。

拔罐

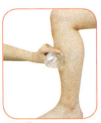
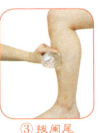

③ 拔阑尾　　④ 拔居髎

选取穴位　大肠俞、天枢、上巨虚、阑尾。
辅配穴位　居髎、血海、阴陵泉、三阴交。
适宜体位　俯卧位、坐位。
使用工具　火罐。
操作手法　每次选取两个穴位，拔阑尾、天枢，并配合拔居髎，采用闪火法拔罐，留罐10～15分钟，每天2～3次，7天为1个疗程（图③、图④）。

贴心保健指南

患有慢性阑尾炎者应注意季节、气候的变化，保证腹部不受寒冷的刺激，以维护胃肠道正常功能的状态。

慢性胆囊炎

慢性胆囊炎的主要症状为右上腹部隐痛、腹胀、嗳气、恶心等，尤其在食用油腻食物后症状更明显，餐后常出现反复发作性右上腹部疼痛，并向右侧肩胛下部放射，持续时间长，伴有恶心、呕吐等症状。按摩、艾灸、刮痧、拔罐、敷贴可以改善慢性胆囊炎。

按摩

选取穴位 肝俞、胆俞、内关、合谷、阳陵泉、足三里。

操作手法

❶ 被按摩者取俯卧位，按摩者用掌根按揉被按摩者背部右侧的疼痛部位，反复10分钟（图①）。

❷ 按摩者用拇指指腹按压被按摩者的肝俞、胆俞，注意按压时力度要稍重，每个穴位每次5分钟，到疼痛缓解为止。

❸ 按摩者将双手重叠，垂直按压被按摩者的脊柱，自上而下反复5次。

❹ 被按摩者改为左侧卧位，将右腿伸直，将左腿屈曲，按摩者用双手提拿、捏按被按摩者的肋部10次，尤其是疼痛部位，提拿、捏按时力度要稍重（图②）。

❺ 被按摩者改为仰卧位，按摩者沿被按摩者的肋弓用掌根自上而下推拿50次。

❻ 自我按摩：取正坐位，用对侧手掌用力拍打肩部各30次（图③）。

❼ 自我按摩：用双手拇指指腹或按摩棒按压阳陵泉、足三里、内关、合谷，注意按压时力度要稍重，每个穴位每次5分钟，以感到酸胀为宜（图④）。

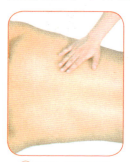 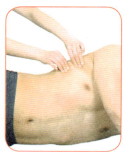 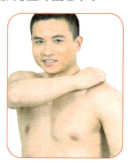 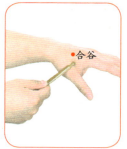

① 按揉疼痛部位　② 提拿、捏按肋部　③ 拍打肩部　④ 按压合谷

艾灸

选取穴位 胆俞、胆囊、肝俞、中脘。

操作手法 采用温和灸，每个穴位每次15～20分钟，每天1次，10次为1个疗程。

刮痧

选取穴位 肝俞、胆俞、章门、日月、胆囊。
辅配穴位 患有胆石症者，加阳陵泉；嗳气频作者，加内关、中脘。
适宜体位 仰卧位、坐位。
使用工具 刮痧板、瓷勺。
操作手法 先沿足太阳膀胱经的循行线路刮肝俞、胆俞；再由上至下从章门刮至日月，直至皮肤发红；最后由上至下刮胆囊（图⑤、图⑥）。

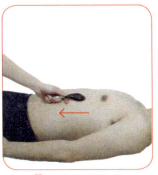
⑤ 刮章门至日月

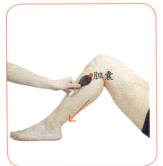
⑥ 刮胆囊

拔罐

选取穴位 胆俞、日月、中脘、足三里、胆囊、阳陵泉。
辅配穴位 绞痛者，加合谷；高热者，加曲池；呕吐者，加内关。
适宜体位 仰卧位、俯卧位、坐位。
使用工具 火罐。
操作手法 对以上穴位采用闪火法拔罐后留罐，每个穴位每次10～15分钟。对胆囊可以延长拔的时间（图⑦）。根据病情采用闪火法拔内关，每次10～15分钟（图⑧）。

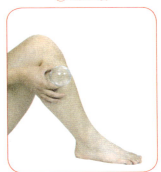
⑦ 拔胆囊

敷贴

选取穴位 阿是。
药物选用 蒲黄、大贝母、大黄各20克，吴茱萸10克，冰片5克。
操作手法 将以上药物研成细末，需用时取适量，加入清水调匀，制成膏状，需用时取适量，敷贴于穴位上，盖上纱布，外用胶布固定，每天1次，3～5天为1个疗程。

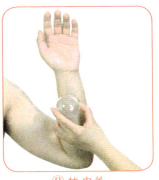
⑧ 拔内关

腹泻

腹泻是一种消化系统常见病症，主要症状为排便次数明显增多，粪质清稀，水分增加，甚至含未消化的食物或黏液。按摩、艾灸、刮痧、拔罐、敷贴可以改善腹泻。

按摩

选取穴位　合谷、曲池、手三里、天枢、足三里、上巨虚、下巨虚、三阴交、脾俞、胃俞、大肠俞、小肠俞、膏肓、内关、阳陵泉、中脘、下脘、大巨。

操作手法

❶ 按摩者一手固定被按摩者的上肢，另一手用拇指按揉被按摩者的曲池、手三里、合谷，其余四指与拇指相对以助力，力度宜稍重，每个穴位每次1分钟，以被按摩者感到酸胀为宜。

❷ 被按摩者取俯卧位，按摩者用拇指指腹按压被按摩者的脾俞、胃俞、大肠俞、小肠俞，按压时可逐渐用力配以揉法，每个穴位每次1～2分钟（图①）。

❸ 按摩者将双手手掌重叠，按揉被按摩者的膏肓1～2分钟（图②）。

❹ 自我按摩：用拇指指腹按揉曲池、手三里、内关、合谷，逐渐用力，力度以能耐受为宜，以局部穴位有酸胀感为佳，双手交替进行，每个穴位每次2分钟。

❺ 自我按摩：用拇指指腹按揉中脘、下脘、大巨、天枢，每个穴位每次2分钟（图③）。

❻ 自我按摩：手握空拳，连续叩击足三里、三阴交、上巨虚、下巨虚、阳陵泉，可适当增加力度，连续叩击，每个穴位每次20～30下（图④）。

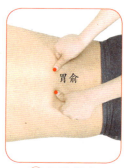
① 按压胃俞

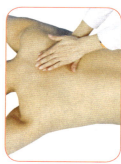
② 按揉膏肓

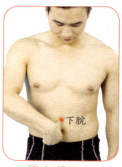
③ 按揉下脘

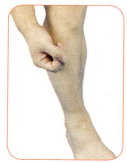
④ 叩击足三里

艾灸

选取穴位 神阙、中脘、胃俞、关元。

辅配穴位 大肠俞、巨阙。

操作手法 每次选取2～3个穴位，点燃艾条的一端，在距皮肤2～3厘米处熏烤，以局部有温热感而无灼痛感为宜。

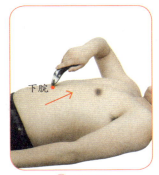

⑤ 刮下脘

刮痧

选取穴位 脾俞、大肠俞、下脘、关元、足三里。

辅配穴位 肾虚者，加肾俞、太溪；大便中有未消化的食物者，加梁门、滑肉门。

适宜体位 仰卧位、俯卧位。

使用工具 刮痧板。

操作手法 在背部沿足太阳膀胱经的循行线路由上至下刮脾俞、大肠俞，下脘、关元、足三里，可以用刮痧板的厚缘刮，以皮肤发红为宜，也可以用刮痧板的角端点按，力度需较轻（图⑤、图⑥）。

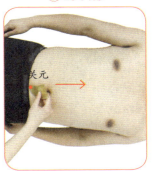

⑥ 刮关元

拔罐

选取穴位 脾俞、胃俞、大肠俞、中脘、天枢。

辅配穴位 神阙、大椎及足太阳膀胱经的穴位。

适宜体位 俯卧位、仰卧位。

使用工具 火罐。

操作手法 取神阙，以单纯拔罐法将火罐吸附在穴位上，留罐5～10分钟，每天1次，以局部有明显瘀血为宜（图⑦）。以走罐法将火罐吸附在背部的足太阳膀胱经的穴位上（图⑧）。

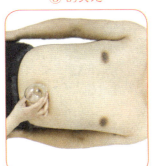

⑦ 拔神阙

敷贴

选取穴位 中脘、脾俞。

药物选用 吴茱萸、肉桂、丁香、木香、薄荷各适量。

操作手法 将以上药物研成细末，每次取10克，加入姜汁调匀，制成糊状，将药糊炒热，敷贴于穴位上，盖上纱布，外用胶布固定。

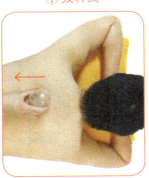

⑧ 走罐法拔足太阳膀胱经的穴位

肝炎

肝炎是一种肝脏的炎症，致病原因有很多种。根据病因的不同，肝炎可以分为病毒性肝炎、自身免疫性肝炎、酒精性肝炎、药物性肝炎。按发病过程的不同，肝炎可以分为急性肝炎和慢性肝炎。按摩、刮痧、拔罐、敷贴都可以作为肝炎的辅助疗法。

按摩

选取穴位 太阳、头维、足三里、天枢、膻中、中脘、章门、百会、肝俞、胆俞、肾俞、大肠俞。

操作手法

❶ 被按摩者取仰卧位或坐位，按摩者用双手拇指指腹点按被按摩者的太阳、头维、百会，每个穴位每次3分钟，以被按摩者感到酸胀为宜（图①、图②）。

❷ 按摩者用按摩工具点按被按摩者的膻中、中脘、天枢、章门、足三里，注意点按时力度要适中，每个穴位每次5分钟（图③）。

❸ 被按摩者改为坐位，按摩者用按摩工具或双手拇指指腹按揉被按摩者的肝俞、胆俞、肾俞、大肠俞，每个穴位每次5分钟（图④）。

❹ 对于慢性肝炎较严重者，按摩者可以用综合手法对其进行40～60分钟的全身按摩，力度不宜过重。

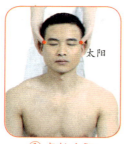 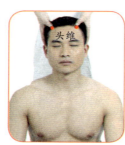 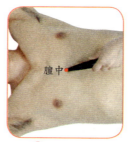 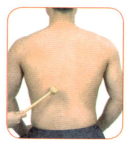

① 点按太阳　　② 点按头维　　③ 点按膻中　　④ 按揉肝俞

刮痧

选取穴位 足三里、脾俞、肝俞、三阴交。

辅配穴位 肝气郁滞者，加期门、中都；恶心、呕吐者，加胃俞、内关、中脘。

适宜体位 仰卧位、俯卧位、坐位。

使用工具 刮痧板、瓷勺。

操作手法 对中都、足三里、三阴交用刮痧板或瓷勺的薄缘刮，力度可重（图⑤）。对内关可以采用平补平泻法，亦可以采用点按法，二者皆以皮肤出现痧痕或变成紫红色为宜（图⑥）。

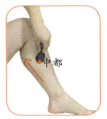
⑤ 刮中都

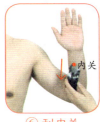
⑥ 刮内关

拔罐

选取穴位 肝俞、胆俞、期门。

辅配穴位 肝胆湿热者，加膈俞、大椎、身柱、中脘、足三里；寒湿困脾者，加脾俞、胃俞、膻中、中脘、足三里；发黄明显者，加阴陵泉、中极。

适宜体位 俯卧位、坐位。

使用工具 火罐。

操作手法 对主穴采用闪火法，留罐10分钟左右；对辅配穴位采用闪火法即可，3～5天1次，5次为1个疗程（图⑦、图⑧）。

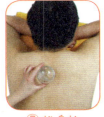
⑦ 拔身柱

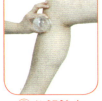
⑧ 拔阴陵泉

敷贴

选取穴位 神阙。

药物选用 生桃仁、苦杏仁各50克，生栀子、桑葚各25克。

操作手法 将上述药物捣烂成泥，加入米醋调匀，制成膏状，需用时取15克，敷贴于穴位上，盖上纱布，外用胶布固定，隔天1次，7次为1个疗程。

贴心保健指南

◎猪肝100克、大枣10颗、田基黄60克一起煮，食肝喝汤。

◎陈皮10克，大麦芽、茵陈各30克，用水煎服。

◎黄豆60克、白菜45克，用水煎服，每天1次，可以辅助治疗急性黄疸性肝炎。

◎花生30克用水煎后，加大枣、冰糖细煎，睡前服用；痰湿重时，加薏苡仁同煎，每天1次，30天为1个疗程，可以辅助治疗急性肝炎。

◎大枣、山药、糯米各适量，一起煮粥，适用于脾胃虚弱、患有慢性肝炎者。

◎去皮生梨浸醋，常食之。

肝硬化

肝硬化是一种肝细胞弥漫性变性坏死、纤维组织增生和肝细胞结节状再生3种改变反复交错进行，使肝小叶结构和血液循环发生改变，导致肝变形、变硬的病症。艾灸、刮痧和拔罐可以作为肝硬化的辅助疗法，临床效果很好。

艾灸

选取穴位　期门、中脘、足三里、水分、三阴交。
辅配穴位　阳陵泉、脾俞、肾俞、肝俞。
操作手法　每次选取3～5个穴位，每个穴位每次温和灸15～20分钟，每天1～2次，10次为1个疗程。

刮痧

选取穴位　内关、阴陵泉。
辅配穴位　肾虚者，加肾俞、太溪；肝气郁滞者，加太冲、行间。
适宜体位　俯卧位、坐位。
使用工具　刮痧板。
操作手法　对阴陵泉顺着足太阴脾经的循行线路刮，对内关用刮痧板的角端点按，对行间用力顺着手厥阴心包经的循行线路刮（图①、图②）。

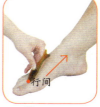

① 刮阴陵泉　　② 刮行间

拔罐

选取穴位　曲泉、肝俞、胆俞、章门、关元。
辅配穴位　肾虚者，加肾俞、太溪；消化不良者，加足三里、中脘；口苦者，加阳陵泉、期门、中脘、内关、足三里、三阴交等。
适宜体位　俯卧位、坐位。
使用工具　火罐。
操作手法　每次选取2～3个穴位，可以先选取曲泉、章门进行操作，采用常规拔罐法，留罐10～15分钟（图③）。

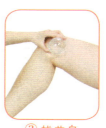

③ 拔曲泉

胆结石

　　胆结石以上腹部绞痛为主要症状，伴有寒战、高热、黄疸、恶心、呕吐、厌油腻等。按摩、刮痧、拔罐通过刺激相应的穴位，可以帮助排石，起到防病治病的作用。

按摩

选取穴位　肝俞、期门。

操作手法

❶　按摩者用按摩槌敲击被按摩者背部的肝俞，300～500次即可，注意力度不宜过重（图①）。

❷　自我按摩：取坐位，用双手拇指指腹按揉两侧期门，2～3分钟即可（图②）。

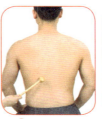
① 敲击肝俞

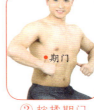
② 按揉期门

刮痧

选取穴位　肝俞至胆俞、期门至日月、阳陵泉。

适宜体位　仰卧位、坐位。

使用工具　刮痧板、瓷勺。

操作手法　对背部的肝俞至胆俞沿足太阳膀胱经的循行线路由上至下刮。对腹部穴位由期门刮至日月，采用平补平泻法。对阳陵泉用刮痧板的角端点按。

拔罐

选取穴位　胆俞、日月、期门、胆囊、太乙。

辅配穴位　气郁者，加天宗、阳陵泉、章门；脾胃虚弱者，加脾俞、足三里。

适宜体位　仰卧位、俯卧位、坐位。

使用工具　火罐。

操作手法　先对主穴进行定位，如期门等，可以采用闪火法，留罐15分钟，再根据病情选取辅配穴位，如足三里等，采用留罐法即可（图③、图④）。

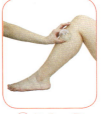
③ 拔期门　　④ 拔足三里

扁桃体炎

　　扁桃体炎在临床上可以分为急性扁桃体炎和慢性扁桃体炎两种。其中，急性扁桃体炎有传染性，应当隔离；慢性扁桃体炎无传染性。二者的主要症状是咽痛发热及咽部有不适感等。扁桃体炎可能会引起耳鼻、心肾、关节等局部或全身的并发症，可以通过按摩、艾灸、刮痧、拔罐、敷贴辅助治疗。

按摩

选取穴位　风池、肩井、风府、廉泉、天突、气舍、水突、翳风、合谷、曲池、极泉、涌泉。

操作手法

❶ 被按摩者取坐位，按摩者用拇指和食指指腹按压、推拿被按摩者的风池、风府、廉泉、水突、气舍、天突、翳风，按压、推拿时力度要适中，每个穴位每次1分钟，以被按摩者感到酸胀为宜（图①）。

❷ 按摩者一手固定被按摩者的手臂，另一手用力按压被按摩者的肩井、合谷、曲池，按压时力度要适中，每个穴位每次1分钟，以被按摩者感到酸胀为宜（图②）。

❸ 被按摩者抬高手臂，按摩者一手按压被按摩者的肩井，另一手按压被按摩者腋窝的极泉，按压时力度要适中，每次3分钟（图③）。

❹ 按摩者将单手食指、中指、无名指并拢，摩擦被按摩者的涌泉，每次2分钟（图④）。

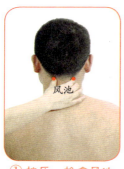
① 按压、推拿风池

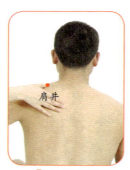
② 按压肩井

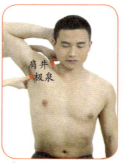
③ 按压肩井和极泉

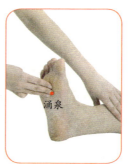
④ 摩擦涌泉

艾灸

选取穴位　合谷、曲池、大椎。

辅配穴位　患有急性扁桃体炎者，加天突、鱼际、少泽、内庭；患有慢性扁桃体炎者，加颊车、太溪、足三里；咽痛严重者，加少商。

操作手法　采用艾炷灸或艾条灸，每次选取2~3个穴位，每个穴位3~5壮，每天1次，患有急性扁桃体炎者连用3~5次，患有慢性扁桃体炎者连用7~10次（图⑤）。

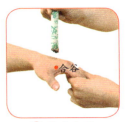

⑤ 艾灸合谷

刮痧

选取穴位　合谷、翳风、足三里、照海、行间。

辅配穴位　咽喉肿痛者，加天突、廉泉、曲池；恶寒、发热者，加大椎、风池。

适宜体位　坐位。

使用工具　刮痧板、瓷勺。

操作手法　先对主穴进行操作，用刮痧板的角端点按合谷、翳风，以局部有酸胀感为宜，持续1分钟，然后顺着足阳明胃经的循行线路由近端至远端刮足三里，最后对辅配穴位进行操作。对照海、行间皆可以用刮痧板的薄缘刮，以局部发红为宜（图⑥、图⑦）。

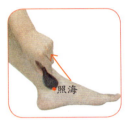

⑥ 刮照海

拔罐

选取穴位　曲池、内庭、合谷、尺泽、孔最。

辅配穴位　咽喉肿痛明显者，加天突、缺盆、人迎、廉泉。

适宜体位　坐位。

使用工具　火罐、三棱针。

操作手法　先对曲池等主穴定位，进行常规消毒后取三棱针进行点刺放血，以血液由紫黑色变成鲜红色为宜，然后进行拔罐，留罐10~15分钟，以皮肤出现瘀肿或罐内出现水汽为宜，最后对辅配穴位进行操作（图⑧）。

⑦ 刮行间

敷贴

选取穴位　两侧涌泉。

药物选用　生附子20克。

操作手法　将生附子烘干，研成极细末，加入醋调匀，制成糊状，需用时取适量，敷贴于穴位上，盖上纱布，外用胶布固定。

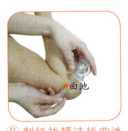

⑧ 刺络拔罐法拔曲池

哮喘

哮喘是一种常见、反复发作的主要因支气管痉挛、黏膜水肿、分泌物增多而引起支气管阻塞的过敏性病症。哮喘可以在瞬间突然发作，持续数小时甚至数天。严重时，患有哮喘者还会出现端坐呼吸、难以平卧等症状，按摩、艾灸、刮痧、拔罐、敷贴是患有哮喘者家庭护理的推荐方法之一。

按摩

选取穴位 身柱、中府、尺泽、鱼际、合谷、风门至腰骶部穴位、肺俞、定喘、丰隆、天突至膻中。

操作手法

❶ 被按摩者取仰卧位，按摩者将食指、中指、无名指和小指并拢，用拇指指腹从天突推至膻中，反复20次。

❷ 按摩者用单手掌面从被按摩者的剑突搓摩至胁肋，反复20次，以被按摩者感到温热为宜。

❸ 按摩者用一指禅法按摩被按摩者的天突、膻中、中府，每个穴位每次3分钟（图①）。

❹ 按摩者用拇指指腹按揉被按摩者的尺泽、鱼际、合谷、丰隆，每个穴位每次3分钟。

❺ 被按摩者改为坐位或俯卧位，按摩者用单手掌面从风门沿被按摩者的足太阳膀胱经推至腰骶部穴位，反复20次，注意推动时要平缓（图②）。

❻ 按摩者用拇指指腹按揉被按摩者的风门、身柱、肺俞、定喘，每个穴位每次3分钟。

❼ 自我按摩：取坐位，用单手掌面从腋窝向膻中横擦，反复20次（图③）。

❽ 自我按摩：用双手掌面由上至下搓擦两侧胁肋，反复20次，以感到温热为宜。

❾ 自我按摩：用双手掌面交替轻拍对侧胸部，反复20次（图④）。

❿ 自我按摩：用单手掌面搓擦足心，反复20次。

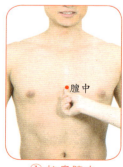
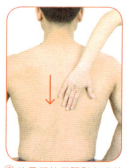
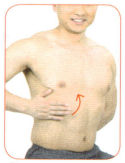
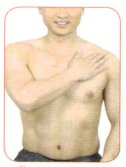

① 按摩膻中　② 从风门推至腰骶部穴位　③ 从腋窝向膻中横擦　④ 轻拍对侧胸部

艾灸

选取穴位 肺俞、定喘、膻中。

辅配穴位 痰多者，加丰隆、中脘；脾虚者，加脾俞；肺虚者，加膏肓；肾虚者，加志室。

操作手法 平时咳吐稀痰者宜采用隔姜灸，咳吐黄痰者宜采用直接灸，每次选取2～3个穴位，每个穴位3～5壮，每天1次，5天为1个疗程。

刮痧

选取穴位 肺俞、定喘、膻中。

辅配穴位 气喘明显、稍用力则气喘不休者，加肾俞、太溪、三阴交。

适宜体位 坐位、俯卧位。

使用工具 刮痧板、瓷勺。

操作手法 刮肺俞、定喘时由上至下进行，以皮肤出现痧痕为宜（图⑤、图⑥）。刮膻中时力度要轻，一般用刮痧板的厚缘操作。

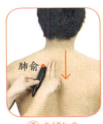 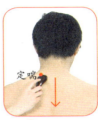

⑤ 刮肺俞　⑥ 刮定喘

拔罐

选取穴位 大椎、肺俞、膏肓、定喘、膻中、足三里。

辅配穴位 过敏明显者，加风门、风池；患有过敏性鼻炎者，加迎香、口禾髎；痰多者，加丰隆、阴陵泉。

适宜体位 仰卧位、坐位。

使用工具 火罐、三棱针。

操作手法 对定喘、膻中等主穴采用留罐法，以15～20分钟为宜（图⑦）。对大椎可以配合针刺进行拔罐（图⑧）。

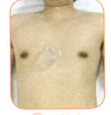 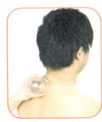

⑦ 拔膻中　⑧ 拔大椎

敷贴

选取穴位 大椎、肺俞、定喘。

药物选用 细辛、吴茱萸、白芥子、肉桂、苏子、麻黄各等份。

操作手法 将以上药物研成末，取适量，加姜汁调匀，制成饼状，敷贴于穴位上，盖上纱布，外用胶布固定，每周3次（图⑨）。

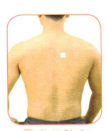

⑨ 敷贴肺俞

慢性咽炎

慢性咽炎多因情志不畅、肝气郁结或乘脾犯胃，使津液不得输布，凝结成痰，痰气结于咽喉所致。刮痧、拔罐、敷贴具有很好的疏理气机的作用，可以作为慢性咽炎的辅助疗法。

刮痧

选取穴位　心俞至肾俞、气海至关元、太冲、神门。

辅配穴位　丰隆、脾俞、合谷、阴陵泉。

适宜体位　仰卧位、坐位。

使用工具　刮痧板。

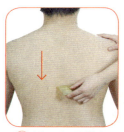

① 刮心俞至肾俞　　② 刮气海至关元

操作手法　采用坐位，沿经络循行线路，刮心俞至肾俞（图①）。对腹部穴位按气海至关元的顺序刮（图②）。刮神门时要顺着经络循行线路操作，而刮太冲时要逆着经络循行线路操作。

拔罐

选取穴位　尺泽、曲池、膻中。

辅配穴位　太冲、丰隆、内关。

适宜体位　俯卧位。

使用工具　火罐、三棱针。

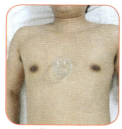

③ 拔膻中

操作手法　对膻中采用留罐法，以15～20分钟为宜，每天1次（图③）。对曲池、尺泽采用常规拔罐法，拔罐后配合针刺更宜。

敷贴

选取穴位　廉泉。

药物选用　紫金锭30克，参三七15克。

操作手法　将上述药物研成极细末，分3次加入米醋调匀，制成糊状，需用时取适量，敷贴于穴位上，盖上纱布，外用胶布固定，隔天1次。

急性上呼吸道感染

　　急性上呼吸道感染是对鼻腔、咽喉部急性炎症的统称，常见病原体为病毒。其发病无性别、年龄、职业和地区的差异，具有一定的传染性，全年皆可发病，但以冬、春季节高发。艾灸、刮痧、拔罐通过刺激相关穴位，有助于邪气的外散。

艾灸

选取穴位　风池、合谷、大椎。

辅配穴位　患有风寒者，加风门、外关；患有风热者，加曲池；头痛者，加印堂、太阳。

操作手法　每次选取3~4个穴位。患有风寒者采用隔姜灸，每个穴位4壮；患有风热者采用温和灸，每个穴位每次10分钟。

刮痧

选取穴位　太阳、大椎、风门、肺俞、列缺。

辅配穴位　鼻塞者，加迎香；前额痛者，加印堂；颠顶痛者，加百会。

适宜体位　坐位、俯卧位。

使用工具　刮痧板、瓷勺。

操作手法　刮风门、列缺等主穴，直到皮肤潮红或出现痧痕为止，随症选用辅配穴位（图①、图②）。

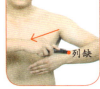

① 刮风门　　② 刮列缺

拔罐

选取穴位　曲泽、大椎。

辅配穴位　咳嗽者，加尺泽、列缺；咳痰黄稠者，加丰隆、阴陵泉。

适宜体位　坐位、侧卧位、俯卧位。

使用工具　火罐、三棱针。

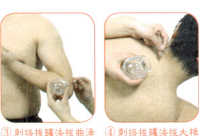

③ 刺络拔罐法拔曲泽　　④ 刺络拔罐法拔大椎

操作手法　进行常规消毒，取1.5寸三棱针，在曲泽、大椎上浅刺出血。取2个小号火罐，在出血部位拔罐、留罐，30分钟后，吸出1~2毫升血后，除去火罐（图③、图④）。

慢性支气管炎

慢性支气管炎是一种支气管壁呈慢性炎症的病症，主要症状为持续3个月以上，甚至2年以上咳嗽、咳痰或气喘，晚期可能并发阻塞性肺气肿、肺源性心脏病。按摩、艾灸、刮痧、拔罐、敷贴可以有效防止慢性支气管炎的发生和恶化。

按摩

选取穴位 大椎、中府、肺俞、脾俞。

操作手法

❶ 按摩者一手握住被按摩者的手腕，另一手掌心自上而下沿经络循行线路摩擦被按摩者的上肢（图①）。

❷ 按摩者以单手掌根按揉被按摩者的大椎，每次3～5分钟（图②）。

❸ 按摩者以单手中指指腹按揉被按摩者的肺俞，以被按摩者感到酸痛为宜（图③）。

❹ 按摩者单手四指并拢，分放于被按摩者的单侧剑突旁，分推肋骨，注意分推时力度要适中，每次1～3分钟（图④）。

❺ 自我按摩：取坐位，双脚分开与肩同宽，腰部微挺直，全身放松，双目微闭，呼吸调匀，双手重叠，掌心朝内放在小腹上，静坐2分钟。

❻ 自我按摩：以单手中指指腹按揉对侧中府，按揉时力度要适中，每次1分钟，以感到酸胀为宜（图⑤）。

❼ 自我按摩：双手握拳绕过腰部，用拳背敲击脾俞，敲击时力度要适中，每次1分钟，以感到酸胀为宜（图⑥）。

艾灸

选取穴位 膻中、太渊、肺俞、膏肓、脾俞。

辅配穴位 气虚者，加足三里；肾虚者，加志室；有表证者，加风门、大椎、列缺。

操作手法 采用温和灸，每次选取3～5个穴位，每个穴位3～5壮，每天1次，10天为1个疗程，每个疗程结束后先停3天再开始下一个疗程。

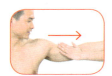
① 摩擦上肢

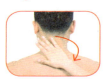
② 按揉大椎

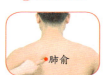
肺俞
③ 按揉肺俞

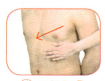
④ 分推肋骨

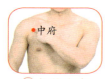
中府
⑤ 按揉中府

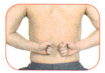
⑥ 敲击脾俞

刮痧

选取穴位 两侧大杼至肾俞、膻中。

辅配穴位 咳喘明显者，加天突、太渊；体弱血虚者，加足三里、三阴交。

适宜体位 俯卧位、仰卧位、坐位。

使用工具 刮痧板。

操作手法 沿足太阳膀胱经的循行线路从大杼刮至肾俞，采用平补平泻法，以皮肤出现痧痕为宜（图⑦）。对膻中用刮痧板的厚缘刮，注意力度一定要轻（图⑧）。

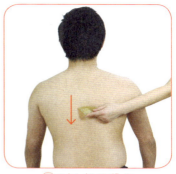

⑦ 刮大杼至肾俞

拔罐

选取穴位 膏肓、肺俞、风市、脾俞。

辅配穴位 胸闷明显者，加内关、膻中；咳嗽明显者，加天突、膻中、太渊。

适宜体位 俯卧位、坐位。

使用工具 火罐。

操作手法 取俯卧位或坐位，用火罐拔膏肓、风市等主穴，每天2~3次，5~7天为1个疗程（图⑨、图⑩）。

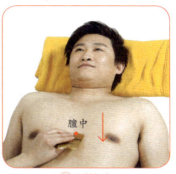

⑧ 刮膻中

敷贴

选取穴位 肺俞、廉泉、定喘、天突、涌泉。

药物选用 蜂蜜300克，核桃仁100克，白胡椒、川椒、生姜各50克，冬虫夏草、蛤蚧各30克，香油20克。

操作手法 先将核桃仁单独研成细末，然后将白胡椒、川椒、生姜、冬虫夏草、蛤蚧一起研磨成细末，在铁锅中倒入香油并加热，加入蜂蜜，放入上述研成的细末，搅拌均匀，需用时取适量，敷贴于穴位上，盖上纱布，外用胶布固定，24小时1次，7天为1个疗程。

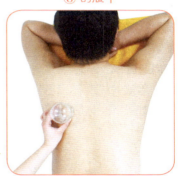

⑨ 拔膏肓

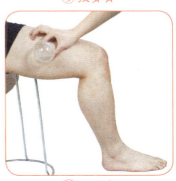

⑩ 拔风市

支气管扩张

支气管扩张是一种因近端支气管和中等大小支气管管壁组织破坏而造成的不可逆性扩张的病症。艾灸、刮痧、拔罐通过作用于相应的穴位上，有助于缓解呼吸道症状。

艾灸

选取穴位　孔最、膻中、尺泽。

辅配穴位　痰黄黏稠或痰中带血者，加鱼际、大椎；午后发热、咳血先紫后红者，加阴郄、太溪、鱼际。

操作手法　采用隔蒜灸，每次选取3个穴位，每个穴位5壮，每天1次。

刮痧

选取穴位　两侧肺俞至肾俞、尺泽、膻中、天突。

辅配穴位　少量咯血者，加膈俞。

适宜体位　俯卧位、仰卧位、坐位。

使用工具　刮痧板。

操作手法　先刮肺俞至肾俞等主穴，以皮肤潮红或出现痧痕为宜（图①）。刮天突时力度要轻（图②）。

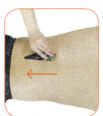 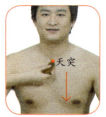

① 刮肺俞至肾俞　　② 刮天突

拔罐

选取穴位　曲池、大椎、天突、膻中。

辅配穴位　咳痰脓浊者，加丰隆、阴陵泉；气虚者，加肺俞、厥阴俞。

适宜体位　坐位、俯卧位。

使用工具　火罐、三棱针。

操作手法　先对曲池、大椎进行定位，并进行局部消毒，再用三棱针点刺放血，施以拔罐法，留罐20分钟左右，以拔出紫黑色血为宜（图③、图④）。对天突、膻中采用单纯拔罐法。

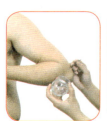 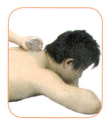

③ 刺络拔罐法拔曲池　　④ 刺络拔罐法拔大椎

肺炎

　　肺炎是一种终末气道、肺泡和肺间质的炎症。刮痧、拔罐和敷贴能通过对穴位的刺激及牵引达到调整脏腑气机的作用。

刮痧

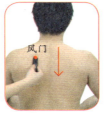 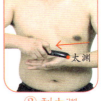

① 刮风门　　② 刮太渊

选取穴位　风门、肺俞、太渊。
辅配穴位　受外邪入侵者，加百会、风池；发热明显者，加大椎、曲池。
适宜体位　坐位、俯卧位。
使用工具　刮痧板、三棱针。
操作手法　先沿风门、肺俞由上至下刮，以皮肤出现痧痕为宜，再由近端至远端刮太渊，亦可以用刮痧板的角端点按太渊，力度可以重一些（图①、图②）。发热时先刮大椎、曲池，再点刺放血。

拔罐

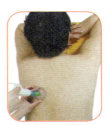 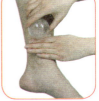

③ 浅膈俞　　④ 拔三阴交

选取穴位　孔最、膈俞、肺俞、三阴交。
辅配穴位　痰湿盛者，加膻中、丰隆；阴盛火旺者，加太溪、劳宫；肝火犯肺者，加太冲、阳陵泉。
适宜体位　坐位、俯卧位。
使用工具　火罐、抽气罐。
操作手法　对膈俞采用抽气法，对三阴交等主穴采用闪火法，留罐15分钟（图③、图④）。

敷贴

选取穴位　阿是、两侧肺俞。
药物选用　白芥子30克。
操作手法　将白芥子炒黄，研成细末，加入面粉、温开水调匀，制成糊状，敷贴于穴位上，盖上纱布，外用胶布固定，每天1~2次，每次1~2小时，3~5天为1个疗程。

肺结核

肺结核俗称肺痨，是一种十分常见的结核病，是因结核杆菌在肺部感染而引起的对人体健康危害较大的慢性传染病，也是青年人容易感染的传染病。其一年四季均可以发生。中医认为，肺结核的病因是肺阴虚，可以通过按摩、刮痧、拔罐、敷贴加以调理。

按摩

选取穴位　心俞、尺泽、孔最、中府、内关。

操作手法

❶ 被按摩者取坐位，背对着按摩者，按摩者用按摩工具点按被按摩者的单侧心俞2~3分钟，之后点按另一侧心俞（图①）。

❷ 按摩者先用圆珠笔笔端按压被按摩者的尺泽、孔最、中府1~2分钟，然后点揉被按摩者的尺泽3~5分钟，以被按摩者局部感到酸胀为宜（图②）。

❸ 被按摩者改为坐位，按摩者将一手拇指指端或按摩工具置于被按摩者的内关上，着力按压3~5分钟，可以配合指揉，以被按摩者局部感到酸胀并向上肢放射为宜（图③）。

❹ 自我按摩：将单手四指并拢置于一侧胸大肌的胸骨缘，沿肋间向外按揉至中府，用拇指对中府着力按揉，按揉3~5分钟，以被按摩者上肢感到麻胀为宜，之后换另一侧按揉（图④）。

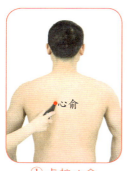 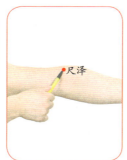 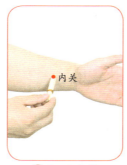 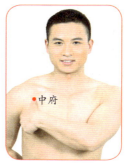

① 点按心俞　　　② 点揉尺泽　　　③ 按压内关　　　④ 按揉中府

刮痧

选取穴位　大椎、肺俞、膻中、结核、尺泽。

辅配穴位　盗汗明显者，加复溜；潮热且晚上明显者，加肾俞、曲池、合谷；咯血者，加膈俞、孔最。

适宜体位 坐位、俯卧位。

使用工具 刮痧板、瓷勺、三棱针。

操作手法 先刮主穴，以每个穴位周围的皮肤均变成紫红色或刮出紫黑色痧点为宜，刮完大椎、尺泽后配合点刺放血（图⑤、图⑥）。

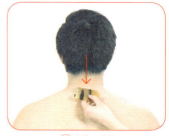

⑤ 刮大椎

拔罐

选取穴位 天突、膻中、胆俞、肺俞、膏肓、结核。

辅配穴位 肺气不足者，加定喘，并按揉中脘，以培土生金；呼吸浅短难续，甚至不能平卧者，加关元、气海、百会；阴虚火旺、潮热显现者，加尺泽、曲池、大椎、肾俞、太溪、三阴交。

适宜体位 仰卧位、俯卧位、坐位。

使用工具 火罐。

操作手法 对结核、膏肓采用闪火法，每次15～20分钟，每天1次，5天为1个疗程，对其余穴位采用常规拔罐法，留罐10～15分钟（图⑦、图⑧）。

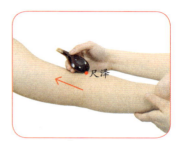

⑥ 刮尺泽

敷贴

选取穴位 两侧风门、肺俞、心俞、肾俞、结核。

药物选用 白芥子适量。

操作手法 将白芥子研成细末，需用时取3克，加入米醋后调匀，制成糊状，敷贴于穴位上，每次选取3个穴位，盖上纱布，外用胶布固定，4～5天1次，每次3小时，3个月为1个疗程。

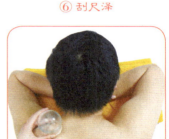

⑦ 拔结核

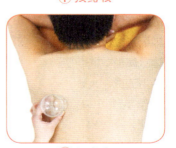

⑧ 拔膏肓

贴心保健指南

　　患有肺结核者在使用以上疗法的同时，必须配合系统性治疗，日常生活及饮食也要加以注意。由于蛋白质是肺结核病灶修复的主要原料，因此患有肺结核者应多食用高蛋白食物。肺结核有传染性，患有肺结核者在发病期间忌刮痧，而应该前往医院进行治疗。

肺气肿

肺气肿是一种因终末细支气管远端（呼吸细支气管等）气道弹性减退而导致过度膨胀、充气和肺容积增大或同时伴有气道壁破坏的病症。其临床病症的轻重视肺气肿的程度而定。刮痧和拔罐对轻度的肺气肿有一定的缓解作用。

刮痧

选取穴位 大椎、肺俞、膻中、足三里。
辅配穴位 脾胃虚弱者，加脾俞、胃俞；胸闷者，加内关。
适宜体位 坐位、仰卧位。
使用工具 刮痧板。

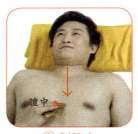
① 刮膻中

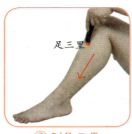
② 刮足三里

操作手法 刮膻中、肺俞时用刮痧板的厚缘操作，力度宜轻，刮足三里时沿足阳明胃经的循行线路操作，刮大椎时沿督脉的经络循行线路由上至下操作，手法皆以补法为主（图①、图②）。

拔罐

选取穴位 肺俞、膏肓、肾俞、膈俞。
辅配穴位 胸闷明显者，加膻中、内关。
适宜体位 俯卧位、坐位。
使用工具 火罐。

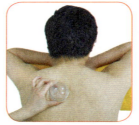
③ 拔肺俞

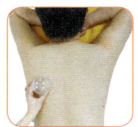
④ 拔膏肓

操作手法 采用留罐法，取俯卧位或坐位，用拔罐器拔肺俞、膏肓等穴位，以局部发红为宜，每天拔2～3次，5天为1个疗程（图③、图④）。

贴心保健指南

应避免食用容易产气的食物，如红薯、韭菜等。注意改善生活和工作环境，减少或避免粉尘、烟雾及刺激性气体对呼吸道的影响。应注意保暖，避免因感冒而加重病情，并应坚持进行呼吸训练。应戒烟、戒酒。

高血压

高血压是一种常见的心血管系统病症，最初症状多为容易疲劳、记忆力减退、头晕，休息后症状可消失。按摩、艾灸、刮痧、拔罐、敷贴可以有效缓解高血压。

按摩

选取穴位　风池、阳陵泉、气海、关元、内关、曲池、攒竹、三阴交、涌泉、太阳、印堂、百会。

操作手法

1. 按摩者用拇指和食指指腹按压被按摩者头部两侧风池，每次2分钟（图①）。

2. 按摩者用双手提拿被按摩者的肩颈部肌肉，反复20次，以被按摩者感到酸胀为宜（图②）。

3. 被按摩者改为仰卧位，按摩者将双手重叠，顺时针按摩被按摩者的肚脐，每次2分钟（图③）。

4. 按摩者用双手拇指指腹按揉被按摩者的气海、关元、内关、曲池、三阴交、阳陵泉，每个穴位每次2分钟。

5. 自我按摩：放松身体，集中精神，静坐10分钟。用双手拇指指腹按揉太阳、攒竹、百会，每个穴位每次2分钟（图④）。

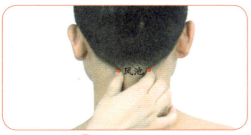

① 按压两侧风池

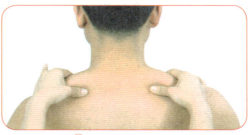

② 提拿肩颈部肌肉

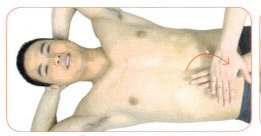

③ 顺时针按摩肚脐

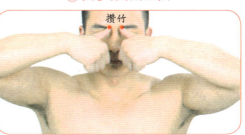

④ 按揉攒竹

❻ 自我按摩：用按摩棒按压风池、曲池、内关，每个穴位每次2分钟（图⑤）。

❼ 自我按摩：将双手五指分开呈爪状，由前发际向后发际如十指梳头状按揉，反复30次，也可以用木梳代替手指（图⑥）。

❽ 自我按摩：将单手食指、中指、无名指并拢或用软毛刷摩擦涌泉，以脚心发热为宜（图⑦）。

❾ 自我按摩：用双手拇指指腹按揉两眉之间的印堂，每次2分钟。

❿ 自我按摩：用双手拇指指腹从眉头推至两侧眉梢后的太阳，每次2分钟。

⓫ 自我按摩：用拇指和食指捏住耳郭，反复按揉，每次3~5分钟，左右两耳各50次（图⑧）。

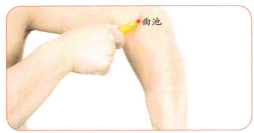
⑤ 按压曲池

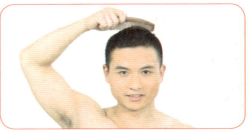
⑥ 用木梳梳头

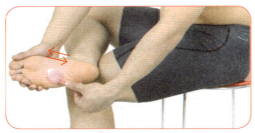
⑦ 摩擦涌泉

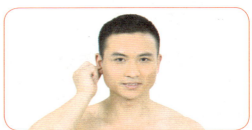
⑧ 按揉耳郭

艾灸

选取穴位 曲池、悬钟。

辅配穴位 面红耳赤、烦躁易怒者，加肝俞、太冲、行间；腰膝酸软者，加三阴交、太溪；头重、胸闷者，加内关、丰隆；头晕、头痛者，加太阳、阳陵泉、行间。

操作手法 采用温和灸，每次选取3~5个穴位，每个穴位每次15~20分钟，每天1次，10天为1个疗程。

刮痧

选取穴位 印堂、太阳、太冲。

辅配穴位 痰浊、恶心、呕吐者，加内关、丰隆；眩晕者，加肝俞、太溪；烦躁易怒、肝胆火旺者，加头临泣、风池、

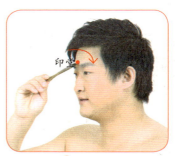
⑨ 刮印堂

阳陵泉。

适宜体位 坐位、仰卧位、俯卧位。

使用工具 刮痧板、瓷勺。

操作手法 使用刮痧板或瓷勺沿印堂刮至太阳，注意力度要轻（上页图⑨）。刮太冲时顺着经络循行线路由远端至近端进行（图⑩）。

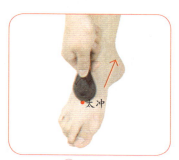

⑩ 刮太冲

拔罐

选取穴位 大椎、脾俞、肝俞、肾俞、大杼。

辅配穴位 上肢瘫痪者，加中府、天府等。

适宜体位 仰卧位、俯卧位、坐位。

使用工具 火罐。

操作手法 大椎、肾俞等主穴在操作时选用中号火罐，注意对机体拔的力度不要太重，且拔的时间不能太长，建议采用闪罐法（图⑪、图⑫）。

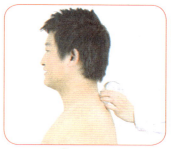

⑪ 拔大椎

敷贴

选取穴位 两侧涌泉。

药物选用 吴茱萸适量。

操作手法 将吴茱萸研成细末，过筛，需用时取15～30克，加入醋调匀，制成糊状，敷贴于穴位上，盖上纱布，外用胶布固定，次日取下，10天为1个疗程，连用2个疗程。

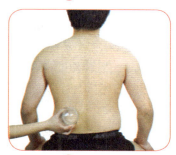

⑫ 拔肾俞

贴心保健指南

◎患有高血压者的工作环境和居住房间的色调最好为冷色调。这是因为冷色调能使人情绪稳定、不易冲动，可以对血压起到很好的调节作用。

◎饮食疗法：患有高血压者应以低盐、低动物脂肪饮食为宜，避免进食富含胆固醇的食物。

◎气功疗法：患有高血压者应以练习松静功为主，体质较佳者宜练习站桩功，体质较差者宜采用坐位练功。

　　拔罐时的温热刺激一定要缓和，并需要时刻观察被拔罐者的反应。

低血压

患有低血压的成年人在安静状态下的收缩压低于100毫米汞柱。低血压的主要症状为头晕、头痛、食欲不振、耳鸣、脸色苍白、消化不良、易疲劳、足凉等。按摩、刮痧、拔罐可以改善低血压。

按摩

选取穴位　百会、中脘、气海、关元、神阙、天枢、三阴交、涌泉、神门、内关、心俞、膈俞、肝俞、脾俞。

操作手法

❶ 被按摩者取仰卧位，按摩者掐揉被按摩者的百会，每次2分钟。

❷ 按摩者将掌心放在被按摩者的肚脐上方，顺时针、逆时针按摩，每次2分钟。

❸ 按摩者用拇指指腹按揉被按摩者的中脘、天枢、气海、三阴交、涌泉，每个穴位每次2分钟。

❹ 被按摩者改为俯卧位，按摩者用按摩工具沿被按摩者的脊柱由上至下推，反复3次（图①）。

❺ 按摩者用拇指和食指、中指拿捏被按摩者的脊柱两侧，从腰部向上，反复10次（图②）。

❻ 按摩者用拇指指腹按揉被按摩者的心俞、膈俞、肝俞、脾俞，每个穴位每次2分钟。

❼ 自我按摩：取仰卧位，用掌心顺时针、逆时针按摩神阙及其周围，每次5分钟。

❽ 自我按摩：用拇指指腹按揉气海、关元，每个穴位每次2分钟（图③）。

❾ 自我按摩：用拇指指腹按揉神门、内关、三阴交，每个穴位每次2分钟（图④）。

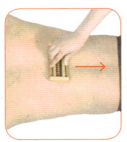 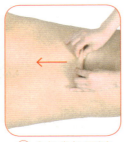 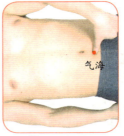 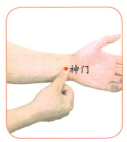

① 沿脊柱由上至下推　② 拿捏脊柱两侧　③ 按揉气海　④ 按揉神门

刮痧

选取穴位　百会、水沟、膻中至关元、三阴交、两侧膈俞至肾俞。

辅配穴位　脾胃虚弱者，加脾俞。

适宜体位 坐位、仰卧位。

使用工具 刮痧板。

操作手法 先刮百会和水沟，然后沿任脉的循行线路，从膻中刮至关元（图⑤、图⑥）。在背部沿足太阳膀胱经的循行线路从膈俞刮至肾俞，以皮肤潮红或出现痧痕为宜。

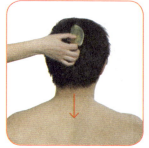
⑤ 刮百会

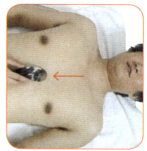
⑥ 刮膻中至关元

拔罐

选取穴位 涌泉、脾俞、膈俞、膻中、中脘、气海、足三里、三阴交。

适宜体位 俯卧位、坐位。

使用工具 火罐、抽气罐。

操作手法 在涌泉、膈俞等穴位上用抽气罐或火罐拔，留罐10～15分钟，每天1次，7～10天为1个疗程（图⑦、图⑧）。

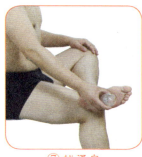
⑦ 拔涌泉

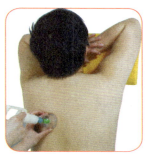
⑧ 拔膈俞

贴心保健指南

◎血压偏低的人，经常洗热水澡可以加速血液循环，减轻低血压症状或防止出现低血压症状，水温以43～45℃为宜。

◎起床时眼花头晕严重，甚至会昏倒者，欲起床时建议先略微活动一下四肢，搓搓面，揉揉腹；起床时建议先坐起片刻，再慢慢下床呈立位；睡觉时建议将足部略微垫高。

◎冷水和温水交替洗脚可以加速血液循环。

◎能改善低血压的养生食材有桂圆、核桃、鱼、虾、大枣、豆腐、红糖、葡萄、动物脑、蛋类、奶油、牛奶、猪骨、猪肝、瘦肉等，特别是红糖和大枣。用红糖制作成汤或粥（生姜红糖饮、菊花红糖粥等）后食用，对于缓解低血压有很好的疗效。此外，桂圆含有大量有益于人体健康的营养物质，对于缓解低血压也非常有效。

◎患有低血压者平时不能吃太饱，以防回心血量减少，引起心悸、心慌。

◎患有低血压者大多体质虚弱，刮痧时手法不宜太重。

心律失常

心律失常是一种心脏内的激动起源或激动传导不正常，导致整个或部分心脏的活动变得过快、过慢、不规则，或各部分的激动顺序发生紊乱的病症。目前，心律失常多用药物治疗，但长期服药对肝、肾等有毒副作用，辅以按摩、艾灸、刮痧、拔罐、敷贴治疗，既能达到治疗效果又能减少毒副作用。

按摩

选取穴位 神门、通里、内关、间使、三阴交、膻中、尺泽、丰隆。

操作手法

❶ 自我按摩：用一手拇指指尖掐按另一手的神门、通里、间使，用较重的手法进行掐按，大约5分钟后掐按另一手的神门5分钟，以局部感到酸胀为宜（图①）。该手法可以安神静志、疏通心经血脉、调畅气机、治疗心律失常。

❷ 自我按摩：用圆珠笔笔端或按摩棒用力按揉内关、尺泽，进行平行于两筋方向的按揉。按揉的力度要重，以可以承受的极限为宜，每次按揉5分钟。该手法有宁心安神、通络止痛的作用（图②）。

❸ 自我按摩：以单手拇指对膻中、三阴交、丰隆上下来回推擦，以局部感到温热为宜，力度宜适中，不可以擦破皮肤（图③）。

❹ 自我按摩：先用左手拿按摩工具在右侧前胸部由上至下或由左至右按摩，反复5次，再用右手在左侧前胸部重复同样的操作。用拇指指腹从胸骨柄上端由上至下推到心口窝处，反复10次。

❺ 自我按摩：将右手拇指置于左侧胸大肌外侧，将其余四指置于腋窝，拿捏20次。之后，换左手，在右侧进行同样的操作。

❻ 自我按摩：将右手拇指置于左侧腋窝，将其余四指置于上臂内上侧，以拿捏和按揉手法，由上至下操作至神门，反复10次。之后，换左手，在右侧进行同样的操作。

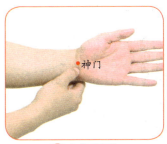

① 掐按神门

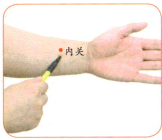

② 按揉内关

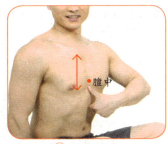

③ 推擦膻中

艾灸

选取穴位　膻中、乳根、神门、心俞、厥阴俞。
辅配穴位　通里、郄门、内关、天池、巨阙。
操作手法　每次选取2～3个穴位，将艾条一端点燃，在距皮肤2～3厘米处施灸，以皮肤发红为宜，每次灸4～5分钟。

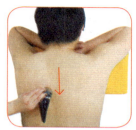
④ 刮心俞至膈俞

刮痧

选取穴位　两侧心俞至膈俞、膻中、内关、神门。
适宜体位　俯卧位、坐位。
使用工具　刮痧板、瓷勺。
操作手法　对心俞刮至膈俞由上至下刮；对膻中用刮痧板的厚缘刮；而对内关、神门沿手肘的方向刮，以皮肤出现痧痕或紫红色为宜（图④、图⑤）。

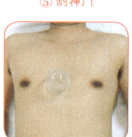
神门
⑤ 刮神门

拔罐

选取穴位　心俞、膈俞、关元、膻中、内关、三阴交、足三里。
适宜体位　仰卧位、坐位。
使用工具　火罐。
操作手法　拔膻中、内关等穴位时留罐5～10分钟，每天1次，10天为1个疗程，同时可以采用闪罐法拔足三里等穴位（图⑥、图⑦）。

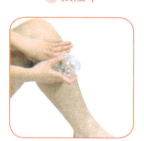
⑥ 拔膻中

敷贴

选取穴位　膻中、右侧心俞。
药物选用　黄精、党参各30克，缬草15克，三七、琥珀粉各1克。
操作手法　将前3味药物研成细末，需用时取25克，加入适量温开水后调匀，制成糊状，敷贴于穴位上，盖上纱布，外用胶布固定，每天1次（图⑧）。

　　先将三七研成粉末，再将前3味药物的药末和三七粉、琥珀粉调匀，每次取9克，用温开水送服，每天3次。

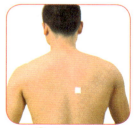
⑦ 拔足三里

⑧ 敷贴心俞

冠心病

当供应心脏血液的冠状动脉发生明显粥样硬化性狭窄、阻塞或痉挛时，就会造成冠状动脉供血不足、心肌缺血或梗死，进而引发冠心病。冠心病可以通过按摩、艾灸、刮痧、拔罐进行防治。

按摩

选取穴位　心俞、厥阴俞、膏肓、神堂、极泉、至阳、中枢、悬枢、内关。

操作手法

❶　被按摩者取俯卧位，按摩者按揉被按摩者左侧的肩胛，每次按揉5分钟，按揉时力度要稍重，以被按摩者左侧的肩胛感到温热为宜（图①）。

❷　按摩者用拇指指腹按揉被按摩者背部的心俞、厥阴俞、膏肓、神堂，每个穴位每次5分钟。

❸　按摩者用手指对被按摩者背部督脉的至阳、中枢、悬枢进行拿捏、按压，由上至下，反复3次（图②、图③）。

❹　按摩者用双手手掌侧缘摩擦被按摩者背部督脉及足太阳膀胱经的穴位，以被按摩者感到温热为宜（图④、图⑤）。

❺　被按摩者改为仰卧位，按摩者先用双手掌心快速摩擦被按摩者的心前区2分钟，然后从被按摩者的胸部过肩，到上肢内侧进行推拿，反复20次。

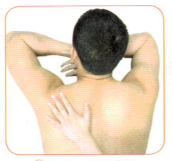

① 按揉左侧的肩胛

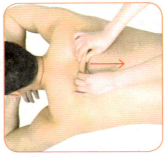

② 拿捏督脉的穴位1

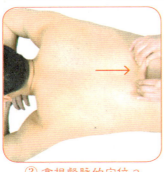

③ 拿捏督脉的穴位2

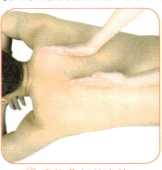

④ 摩擦背部的穴位1

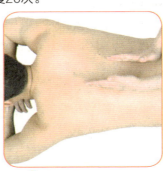

⑤ 摩擦背部的穴位2

⑥ 按摩者将双手五指稍微分开，沿被按摩者的肋骨走向左右摩擦，反复40次，注意摩擦时力度要稍重，以被按摩者感到微热为宜（图⑥）。

⑦ 按摩者用拇指指腹按压被按摩者的极泉、内关，每个穴位每次3分钟，以被按摩者感到酸胀为宜。

⑧ 自我按摩：先将双手相互摩擦发热，然后摩擦胸部，摩擦时力度要稍重，反复50次。

⑨ 自我按摩：用右手食指指腹按压左侧腋窝的极泉，按压时力度要适中，每次5分钟，以感到麻木为宜（图⑦）。

⑩ 自我按摩：用木槌叩击内关，力度要适中，每次2分钟（图⑧）。

⑪ 自我按摩：睡前用掌心轻拍心前区40次，以预防冠心病的发作（图⑨）。

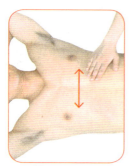
⑥ 摩擦肋骨

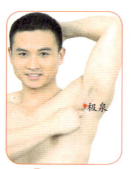
⑦ 按压极泉

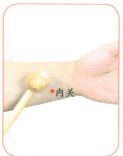
⑧ 叩击内关

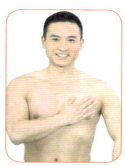
⑨ 轻拍心前区

艾灸

选取穴位 心俞、膻中、至阳、少海、内关、厥阴俞。

辅配穴位 舌、唇紫黯者，加膈俞；胸闷、恶心者，加丰隆；频发心痛者，加郄门。

操作手法 采用温和灸，每次选取2～3个穴位，每个穴位每次10～20分钟，每天1次，5天为1个疗程（图⑩）。

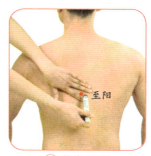
⑩ 艾灸至阳

刮痧

选取穴位 两侧心俞、膈俞、膻中、乳根、内关。

辅配穴位 心悸明显者，加神门；胸闷者，加华盖、玉堂等；气短者，加太渊。

适宜体位 坐位、仰卧位、俯卧位。

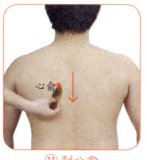
⑪ 刮心俞

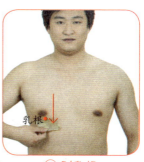
⑫ 刮乳根

使用工具　刮痧板。

操作手法　刮心俞、膈俞时由上至下操作，采用补法；刮膻中，尤其是刮乳根时，使用刮痧板的厚缘操作，力度宜轻；刮内关时，使用刮痧板的角端点按即可（上页图⑪、上页图⑫）。

拔罐

选取穴位　天突、膻中、巨阙、中脘、内关、足三里、心俞。

辅配穴位　心悸明显者，加神门、大杼；失眠者，加安眠；气短者，加尺泽。

适宜体位　俯卧位、坐位、仰卧位。

使用工具　火罐。

操作手法　对巨阙、膻中、心俞等

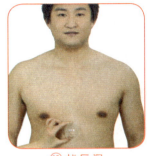
⑬ 拔巨阙

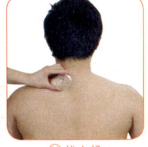
⑭ 拔大杼

主穴采用留罐法，每次留罐15～20分钟，搭配拔大杼等穴位时采用闪罐法（图⑬、图⑭）。

贴心保健指南

◎韭菜含有丰富的膳食纤维，可以促进人体肠道蠕动，减少人体对胆固醇的吸收量，从而起到预防和改善冠心病的作用。

◎增加蛋白质（瘦肉类、鱼类等）的摄入，以供给必需的氨基酸。

◎多吃新鲜蔬果，其因含丰富的维生素C及钾、镁等元素，故对心脏有保护作用。

◎每天饮食总热量不宜太高，对糖类应加以限制。

◎适当增加有益的无机盐和微量元素，如镁、钙、锰、铜、锌等，以降低冠心病的发病率。

◎冠心病可以通过刮痧结合调整饮食治疗。

◎拔罐对缓解和减少心绞痛发作的次数有一定的疗效，但若拔罐后心绞痛仍频发、加重或心肌梗死则应及时去医院治疗。

◎拔罐前应先明确病因，后对症治疗。

◎拔罐时要随时询问被拔罐者的感受，一旦被拔罐者出现不适就应立即停止。

心肌缺血

心肌缺血是一种因心脏的血液灌注量减少而导致心脏供氧减少，心脏不能正常工作的病症。心肌缺血常用中成药进行治疗。刮痧和拔罐作为中医特色疗法，对心肌缺血有明显的改善作用。

刮痧

选取穴位　脾俞、心俞至肾俞、膻中。
辅配穴位　心悸明显者，加通里；胸闷者，加华盖、内关；气短者，加太渊。
适宜体位　仰卧位、坐位、俯卧位。
使用工具　刮痧板。
操作手法　用刮痧板的厚缘刮膻中，力度宜轻，每次10分钟；从心俞刮至肾俞时，力度宜轻；用刮痧板的角端点按通里；华盖位于任脉，刮时应由上至下，并配合点按内关（图①、图②）。

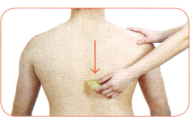

① 刮心俞至肾俞

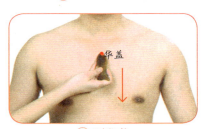

② 刮华盖

拔罐

选取穴位　内关。
辅配穴位　心悸失眠者，加神门、通里、安眠；胸闷者，加膻中、巨阙。
适宜体位　坐位。
使用工具　火罐。
操作手法　对内关，用小号火罐拔并留罐10～15分钟，以皮肤变成紫黑色或火罐底出现水蒸气为宜；对辅配穴位如神门、通里，既可以采用单纯拔罐法，亦可以采用点掐法（图③、图④）。

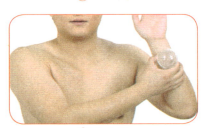

③ 拔内关

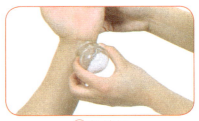

④ 拔神门

风湿性心脏病

　　风湿性心脏病简称风心病，是一种因风湿热活动累及心脏瓣膜而导致的心脏病，主要症状为心慌气短、乏力，甚至咳粉红色泡沫痰。刮痧与拔罐能调节机体功能，有助于心脏功能的恢复。

刮痧

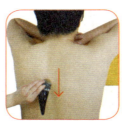

① 刮肺俞至心俞　　② 刮膻中

选取穴位　两侧肺俞至心俞、膻中、神门。

辅配穴位　心悸明显者，加通里；胸闷者，加华盖、内关；气短者，加太渊。

适宜体位　仰卧位、俯卧位。

使用工具　刮痧板。

操作手法　沿足太阳膀胱经的循行线路由上至下刮肺俞至心俞；刮膻中时要注意采用补法；对神门、通里用刮痧板的角端点按即可（图①、图②）。

拔罐

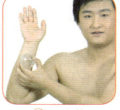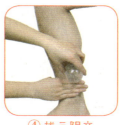

③ 拔内关　　④ 拔三阴交

选取穴位　内关、足三里、心俞、三阴交。

辅配穴位　胸闷、心悸者，加神门、通里、膻中；下肢浮肿者，加阴陵泉；呼吸困难者，加肺俞、列缺；水肿者，加水分、肾俞、复溜。

适宜体位　俯卧位、坐位、仰卧位。

使用工具　火罐。

操作手法　对内关、心俞等主穴采用闪火法，留罐15分钟；日常生活中还可以通过经常拔足三里、三阴交等穴位来增强体质（图③、图④）。

贴心保健指南

　　患有风湿性心脏病者的居住环境要保持清洁、干燥、室内空气流通。一般来说，室内温度宜保持在18~20℃，湿度宜保持在50%~60%。

病毒性心肌炎

病毒性心肌炎是一种病毒侵犯心肌所致的病症，以心肌炎性病变为主要症状。刮痧和拔罐有助于补正祛邪、补虚强身，可以作为病毒性心肌炎的辅助疗法。

刮痧

选取穴位 心俞、膻中、内关、外关、三阴交。

辅配穴位 发热者，加曲池；咽痛者，加天突；心悸明显者，加神门、通里。

适宜体位 仰卧位、坐位。

使用工具 刮痧板。

操作手法 先刮主穴，对心俞和膻中采用补法，力度宜轻，不强求出痧；对内关和外关除可以采用常规刮痧法外，亦可以用刮痧板的角端点按（图①、图②）。

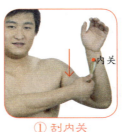

① 刮内关　　② 刮外关

拔罐

选取穴位 心俞、膻中、内关、神门、巨阙。

辅配穴位 发热者，加大椎、曲池；体质虚弱、易感冒者，加肺俞、脾俞、足三里；心悸明显者，加通里、阴郄。

适宜体位 仰卧位、坐位。

使用工具 火罐、抽气罐。

操作手法 对以上穴位均采用闪火法，留罐10分钟；对心俞、巨阙、神门亦可以使用抽气罐，每天2～3次，15天为1个疗程（图③、图④）。

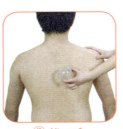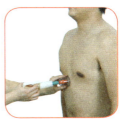

③ 拔心俞　　④ 拔巨阙

贴心保健指南

◎患有病毒性心肌炎者应戒烟忌酒。

◎患有病毒性心肌炎者必须在医生的指导下服用营养心肌的药物，切勿自行滥服药物，以免加重病情。

内分泌系统病症
肥胖

肥胖是一种体内脂肪含量过多，体重明显超过标准体重的病症。标准体重（千克）=[身高（厘米）-100]×90%，体重超过标准体重的20%，即可以诊断为肥胖。肥胖会引发各种疾病，如高脂血症、高血压、冠心病、脑血栓等。按摩、艾灸、刮痧、拔罐、敷贴能起到辅助治疗肥胖的作用。

按摩

选取穴位　足三里、天枢、大横、大杼、大肠俞、膈俞、中脘、下脘。

操作手法

❶　按摩者将双手拇指与其余四指相对用力拿捏被按摩者两侧的天枢、大横，反复10次（图①）。

❷　按摩者将单手手掌按于被按摩者的肚脐旁，以被按摩者的肚脐为中心，双手手掌以环状按揉其腹部，反复30~50圈。

❸　被按摩者取俯卧位，按摩者将双手手掌叠加按揉被按摩者的足太阳膀胱经的第一侧线，从大杼经膈俞至大肠俞，两侧交替进行，由上至下单方向按揉，反复5次（图②）。

❹　按摩者将拇指和其余四指相对用力拿捏被按摩者的下肢后侧，由上至下，反复5~10次。

❺　自我按摩：取坐位，用按摩工具点按足三里，左手点按左腿的足三里；右手点按右腿的足三里，以感到酸胀痛为宜（图③）。

❻　自我按摩：取站位，两手拇指重叠按压中脘、下脘，逐渐用力达到一定力度后，力度持续不变，坚持按压2~4分钟（图④）。

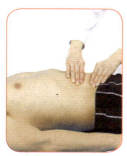 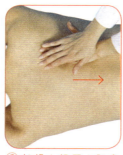 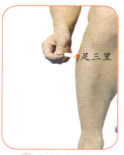 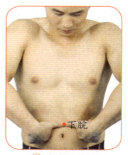

①　拿捏天枢　　②　按揉大杼至大肠俞　　③　点按足三里　　④　按压下脘

❼　自我按摩：手掌贴于腹部，以肚脐为中心，顺时针按揉腹部，反复50~100圈，双手交替进行。

艾灸

选取穴位 中脘、关元、局部肥胖部位的穴位。

操作手法 采用温灸器灸，对关元灸30分钟以上；对中脘和局部肥胖部位的穴位各灸15~20分钟。

刮痧

选取穴位 脾俞、肾俞、孔最至列缺、足三里。

辅配穴位 脾胃虚弱者，加胃俞。

适宜体位 仰卧位、坐位。

使用工具 刮痧板、瓷勺。

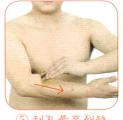

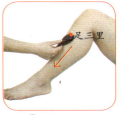

⑤ 刮孔最至列缺　　⑥ 刮足三里

操作手法 对背部穴位沿足太阳膀胱经的循行线路由下至上刮，采用泻法；对孔最至列缺沿手太阴肺经的循行线路由近端至远端刮；对足三里用瓷勺刮或用刮痧板的角端点按（图⑤、图⑥）。

拔罐

选取穴位 胃俞、肺俞、阳池、三焦俞。

适宜体位 坐位、俯卧位。

使用工具 火罐。

操作手法 对胃俞、阳池等穴位采用单纯拔罐法（图⑦、图⑧）。

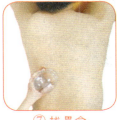
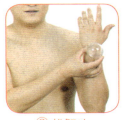

⑦ 拔胃俞　　⑧ 拔阳池

拔罐与耳压结合起来综合进行，减肥效果会更好。因为经常按摩耳部的饥饿点，可以使人的食欲明显降低，所以饥饿点一直被当作减肥的经验穴位。

敷贴

选取穴位 神阙。

药物选用 干荷叶100克，山楂、泽泻各30克，番泻叶5克。

操作手法 将上述药物研成细末，需用时取15~20克，加入红茶水调匀，制成膏状，需用时取适量，敷贴于穴位上，盖上纱布，外用胶布固定，每天1次。

糖尿病

糖尿病是一种由遗传和环境因素等相互作用引起的病症，主要临床症状为血糖升高，常见症状为疲乏无力、口渴多饮、容易饥饿、小便增多、身体消瘦等。按摩、刮痧、拔罐、敷贴可以有效改善糖尿病。

按摩

选取穴位　中脘、关元、中极、天枢、合谷、内关、血海、足三里、三阴交、神堂、脾俞、胃俞、肾俞、气海。

操作手法

❶　被按摩者取俯卧位，按摩者用双手小鱼际沿被按摩者的脊柱两侧由上至下擦揉，反复5次，以被按摩者感到温热为宜（图①）。

❷　按摩者用双手拇指指腹按揉被按摩者的神堂，注意按压时力度要稍重，以被按摩者感到酸胀为宜。

❸　按摩者用双手拇指指腹按压被按摩者的脾俞、胃俞、肾俞，注意按压时力度要稍重，每个穴位每次2分钟，以被按摩者感到酸胀为宜（图②）。

❹　被按摩者改为仰卧位，按摩者用双手拇指指腹按揉被按摩者的中脘、气海、关元、血海、足三里、三阴交、合谷、内关等穴位，每个穴位每次3分钟。

❺　自我按摩：用手掌掌根自胸骨下至中极推擦，推擦力度要适中，每次2分钟。

❻　自我按摩：先用手掌掌根沿一侧侧腹部推擦至对侧侧腹部，然后用五指指腹勾擦回原处，注意推擦时力度要稍重，每次3分钟（图③、图④）。

❼　自我按摩：将双手手指自然伸直，以食指、中指、无名指、小指握拳，用双手拇指指腹按压中脘，找好位置后，同时轻轻按压5分钟（图⑤）。

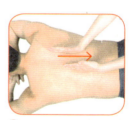

① 由上至下擦揉脊柱两侧

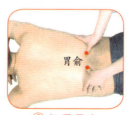

② 按压胃俞

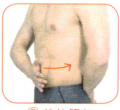

③ 推擦腹部

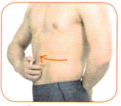

④ 勾擦回原处

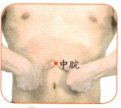

⑤ 按压中脘

❽ 自我按摩：用拇指点揉中脘、气海、天枢，每个穴位每次2分钟。

刮痧

选取穴位 中脘至关元、足三里至丰隆。

辅配穴位 肾虚者，加太溪；口渴欲饮者，加胃俞、建里。

适宜体位 仰卧位、坐位。

使用工具 刮痧板。

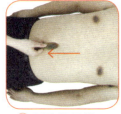
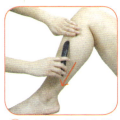

⑥刮中脘至关元　⑦刮足三里至丰隆

操作手法 对中脘至关元用刮痧板的厚缘刮，力度要轻；对足三里至丰隆用刮痧板的厚缘刮，而对足三里亦可以采用点按法，力度可以稍重（图⑥、图⑦）。

拔罐

选取穴位 两侧肺俞至肾俞、足三里、三阴交、太溪。

辅配穴位 以消谷善饥为主要症状者，加梁门、天枢。

适宜体位 坐位。

使用工具 火罐、抽气罐。

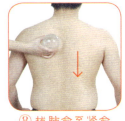
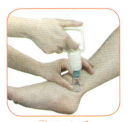

⑧拔肺俞至肾俞　⑨拔太溪

操作手法 拔肺俞至肾俞、足三里、三阴交、太溪，拔罐后对以上穴位各留罐10～20分钟，亦可以采用排罐法（图⑧、图⑨）。

敷贴

选取穴位 神阙。

药物选用 鬼箭羽30克，当归20克，云南白药12克，丹参、肉桂、生黄芪、生地黄各10克，阿司匹林5克。

操作手法 将上述药物研成细末，加入1～2支能量合剂调匀，制成糊状，需用时取适量，敷贴于穴位上，外用麝香壮骨膏固定，每天1次，10天为1个疗程。

贴心保健指南

◎患有糖尿病者要按时作息，早睡早起，合理安排生活，注意活动量。病轻者可以自由活动，以不疲劳为宜；病重者应卧床休息；肥胖者应加强运动，使体重降至理想体重范围内。

◎患有糖尿病者应注意保持口腔和皮肤清洁，勤刷牙，常洗澡，防止染上口腔黏膜、牙龈溃烂和化脓性皮肤科病症。

痛风

痛风是一种因嘌呤的新陈代谢障碍而导致尿酸的合成增加或排出减少，造成高尿酸血症的病症。刮痧、拔罐、敷贴可以通过疏通经络来防治痛风。

刮痧

选取穴位　肝俞至肾俞、外关、手三里至合谷、昆仑。

适宜体位　俯卧位、坐位。

使用工具　刮痧板。

操作手法　对肝俞至肾俞由上至下刮，对外关、手三里至合谷由近端至远端刮（图①、图②）。

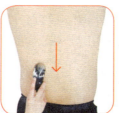

① 刮肝俞至肾俞　② 刮手三里至合谷

拔罐

选取穴位　阿是。

辅配穴位　跖趾关节痛者，加陷谷、内庭、太冲；踝关节痛者，加丘墟、昆仑。

适宜体位　坐位。

使用工具　火罐、三棱针。

操作手法　把三棱针烧红并将其迅速刺入以上穴位后立即拔出，深度以0.5寸为宜。拔针后，采用闪火法拔阿是即可。同时，可以根据不同的症状，采用刺络拔罐法搭配拔丘墟、昆仑，拔10～15分钟（图③）。

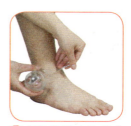

③ 刺络拔罐法拔丘墟

敷贴

选取穴位　病变部位的穴位上。

药物选用　大黄、苍术、黄檗、白芷各20克，冰片、青黛各10克。

操作手法　将上述药物研成细末，需用时取5～10克，加入蜂蜜调匀，制成糊状，敷贴于穴位上，盖上纱布，外用胶布固定，每天1次，3天为1个疗程。

甲状腺功能亢进

甲状腺功能亢进简称甲亢，是一种由多种原因引起的因甲状腺激素分泌过多而导致的病症，主要症状为多食、消瘦、畏热、多汗、心悸等。刮痧和拔罐能起到辅助治疗甲状腺功能亢进的作用。

刮痧

选取穴位　夹脊、天突、期门。

辅配穴位　发热明显者，加大椎、曲池；多汗者，加复溜、后溪；心悸明显者，加神门、通里。

适宜体位　俯卧位、坐位。

使用工具　刮痧板。

操作手法　对夹脊用刮痧板的侧缘由上至下刮；对天突、期门用刮痧板的薄缘刮；对复溜顺着足少阴肾经的循行线路由远端至近端刮（图①、图②）。

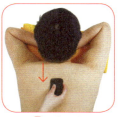

① 刮夹脊

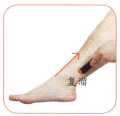

复溜

② 刮复溜

拔罐

选取穴位　肝俞、胆俞、天突、内关、足三里。

辅配穴位　心悸、心慌者，加神门、膻中、心俞；情绪易激动者，加太溪、太冲。

适宜体位　俯卧位、坐位。

使用工具　火罐、三棱针。

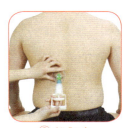

③ 拔胆俞

操作手法　每次选取2～3个主穴，对胆俞采用闪火法拔，也可以使用抽气罐拔，留罐10～15分钟，每天2～3次，7天为1个疗程（图③）。在平日对足三里经常按摩或点按。对内关配合用三棱针点刺放血治疗。

贴心保健指南

◎患有甲状腺功能亢进者应多卧床休息，并保持室内空气流通。

◎患有甲状腺功能亢进者在夏天应注意控制室内温度，以20℃左右为宜。

泌尿系统病症
尿路感染

尿路感染是一种大肠杆菌等在尿路内繁殖，引起尿道、膀胱、输尿管等部位感染的病症，发病率仅次于上呼吸道感染，以尿频、尿急、尿痛为主要症状。其女性发病率较男性高。刮痧、拔罐、敷贴有扶正祛邪的作用，有助于尿路感染的日常调理。

刮痧

选取穴位　肾俞、三焦俞、膀胱俞、中极至关元。
辅配穴位　发热者，加大椎、曲池；患有泌尿系统结石者，加阴陵泉。
适宜体位　仰卧位、坐位。
使用工具　刮痧板、瓷勺。
操作手法　对背部腧穴由上至下刮，以皮肤出现痧痕或变成紫红色为宜；对中极至关元用刮痧板的厚缘刮，力度要轻；对阴陵泉顺着足太阴脾经的循行线路刮，力度要重（图①、图②）。

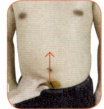 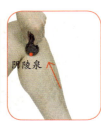

① 刮中极至关元　　② 刮阴陵泉

拔罐

选取穴位　中极、关元、膀胱俞、气海、次髎。
辅配穴位　腰膝酸软者，加太溪、照海、肾俞。
适宜体位　仰卧位、坐位。
使用工具　火罐。
操作手法　对主穴采用闪火法拔罐，留罐10～15分钟，要防止皮肤出现水疱。对气海使用抽气罐、对照海使用小号火罐，留罐时间可以稍长，以20分钟左右为宜（图③、图④）。

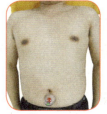 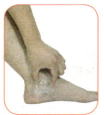

③ 拔气海　　④ 拔照海

敷贴

选取穴位　神阙。
药物选用　葱白1根。
操作手法　将葱白捣烂成泥，敷贴于穴位上，盖上纱布，外用胶布固定，每天1次。

尿潴留

　　尿潴留是一种膀胱内积有大量尿液不能排出的病症。艾灸、刮痧、拔罐对膀胱的气化功能有很好的调理作用，有助于改善尿潴留。

艾灸

选取穴位　肺俞、定喘、膻中。

辅配穴位　小便量少、热赤者，加阴陵泉、尺泽；小便淋漓不尽者，加关元、命门；脾虚者，加脾俞、足三里。

操作手法　采用温和灸，每个穴位每次10～15分钟，每天1～2次。

刮痧

选取穴位　命门、阴陵泉、膀胱俞、中极至关元。

辅配穴位　脾胃气虚者，加脾俞、胃俞；肾虚、腰膝酸软者，加肾俞、太溪等。

适宜体位　仰卧位、俯卧位、坐位。

使用工具　刮痧板。

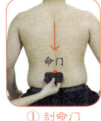
① 刮命门

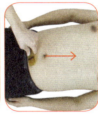
② 刮中极至关元

操作手法　对背部穴位（膀胱俞、命门等）沿足太阳膀胱经的循行线路由上至下刮；对中极至关元用刮痧板的厚缘刮，力度要轻（图①、图②）。

拔罐

选取穴位　足三里、三阴交。

辅配穴位　脾胃气虚者，加脾俞、胃俞、气海。

适宜体位　坐位。

使用工具　火罐。

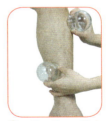
③ 拔足三里、三阴交

操作手法　先对三阴交、足三里采用单纯拔罐法，留罐10～15分钟，再随症搭配使用相应的穴位，拔气海时可配合采用温灸，每天2～3次，10～15天为1个疗程（图③）。

肾盂肾炎

肾盂肾炎常由细菌感染引起，一般伴有下泌尿道炎症。根据临床病程，肾盂肾炎可以分为急性肾盂肾炎及慢性肾盂肾炎两种，而慢性肾盂肾炎是导致慢性肾功能不全的重要原因。刮痧和拔罐可以有效地调节肾功能。

刮痧

选取穴位 肾俞、膀胱俞、三阴交、太溪。

辅配穴位 发热者，加大椎、曲池；患有泌尿系统结石者，加阴陵泉、气海。

适宜体位 俯卧位、坐位。

使用工具 刮痧板、瓷勺。

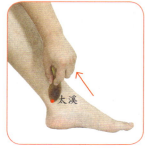

① 刮太溪

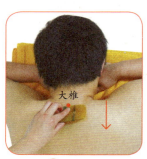

② 刮大椎

操作手法 刮肾俞、膀胱俞时采用泻法，逆着足太阳膀胱经的循行线路进行；刮三阴交时用刮痧板的角端点按即可；刮太溪时由远端至近端操作；刮大椎时力度不宜太重，要顺着督脉的循行线路进行（图①、图②）。

拔罐

选取穴位 肾俞、三焦俞、大肠俞、志室、次髎、胃仓、京门。

辅配穴位 恶寒、发热者，加风门、大椎；患有泌尿系统结石者，加阴陵泉、昆仑。

适宜体位 俯卧位、坐位、站位。

使用工具 火罐、三棱针。

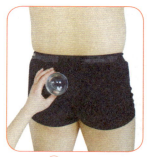

③ 拔次髎

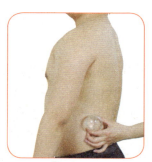

④ 拔京门

操作手法 对次髎、京门等主穴采用刺络拔罐法，即用三棱针点刺放血后，采用闪火法拔罐，留罐10～15分钟，每天1次，10～15天为1个疗程（图③、图④）。

慢性肾小球肾炎

　　慢性肾小球肾炎简称慢性肾炎，是一种由各种病因引起的不同病理类型的两侧肾小球弥漫性或局部性炎症改变的病症，以水肿、高血压、尿异常改变为主要症状。刮痧和拔罐对慢性肾小球肾炎有辅助治疗的作用。

刮痧

选取穴位　肾俞、脾俞、中脘、关元、足三里。
辅配穴位　患有尿蛋白者，加公孙、梁门。
适宜体位　仰卧位、坐位。
使用工具　刮痧板、瓷勺。
操作手法　对梁门、中脘、关元、肾俞、脾俞用刮痧板的厚缘刮，力度宜轻；对公孙、足三里，既可以用刮痧板的厚缘刮，又可以用刮痧板的角端点按（图①、图②）。

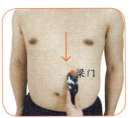

① 刮梁门

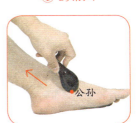

② 刮公孙

拔罐

选取穴位　志室、胃仓、腰阳关、三阴交、十七椎。
辅配穴位　水肿者，加阴陵泉、水分；患有高血压者，加肾俞、肝俞、太冲。
适宜体位　坐位、俯卧位。
使用工具　火罐。
操作手法　对志室、胃仓采用单纯拔罐法，即先用镊子夹住酒精棉球，点燃后将酒精棉球投入罐内，然后迅速将其扣在施术部位进行拔罐即可（图③、图④）。

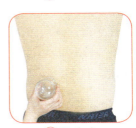

③ 拔志室

贴心保健指南

　　◎患有慢性肾小球肾炎者在水的摄入量上一般不加限制，但也不宜过多，特别是水肿及尿少者要注意水的摄入量。
　　◎患有慢性肾小球肾炎者可以用中药外洗不适部位。

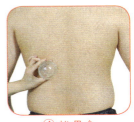

④ 拔胃仓

泌尿系统结石

　　泌尿系统结石是一种泌尿系统的常见病症，可见于肾、膀胱、输尿管、尿道中，其中以肾与输尿管中较为常见。其主要症状因结石所在部位不同而有异，常伴有绞痛、血尿。刮痧、拔罐和敷贴能疏理气机，促进结石的排出。

刮痧

选取穴位　肾俞至膀胱俞、中极至关元。
适宜体位　仰卧位、坐位。
使用工具　刮痧板。
操作手法　对肾俞至膀胱俞由上至下刮，以皮肤出现痧痕或变成紫红色为宜；对中极至关元用刮痧板的厚缘刮，力度宜轻，以皮肤出现轻微痧痕为宜（图①、图②）。

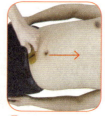

① 刮肾俞至膀胱俞　② 刮中极至关元

拔罐

选取穴位　三焦俞、肾俞、膀胱俞、关元。
适宜体位　仰卧位、俯卧位。
使用工具　火罐。
操作手法　采用闪火法交替拔三焦俞、肾俞、膀胱俞；根据症状，也可以采用闪火法拔关元并留罐（图③、图④）。

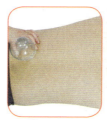
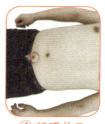

③ 拔肾俞　④ 留罐关元

敷贴

选取穴位　肾俞、神阙、中极、阴陵泉、三阴交。
药物选用　大枣10颗，大戟、甘遂、芫花各等份。
操作手法　将上述药物研成细末，加入75%浓度的酒精、蜂蜜调匀，制成膏状，需用时取3~5克，敷贴于穴位上，外用胶布固定，48小时后取下，6小时后继续外敷，5次为1个疗程。

神经衰弱

对于神经衰弱，《黄帝内经》云："卫气不得入于阴，常留于阳。留于阳则阳气满，阳气满则阳跷盛；不得入于阴则阴气虚，故目不瞑矣。"刮痧、拔罐和敷贴可以缓解神经衰弱。

刮痧

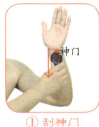 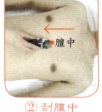

① 刮神门　② 刮膻中

选取穴位　神门、膻中、心俞、肾俞。
适宜体位　仰卧位、坐位。
使用工具　刮痧板、瓷勺。
操作手法　对四肢穴位用刮痧板的角端点按，以皮肤发红为宜。对神门由远端至近端刮；对膻中、心俞、肾俞用刮痧板的厚缘刮，力度宜轻，以皮肤出现痧痕为宜（图①、图②）。

拔罐

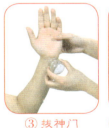 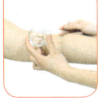

③ 拔神门　④ 刺络拔罐法拔曲池

选取穴位　内关、神门、曲池、合谷、太阳、足三里、三阴交。
适宜体位　坐位。
使用工具　火罐、三棱针。
操作手法　先用拇指指腹在内关、神门、曲池等主穴上进行往复重力揉按，反复5次，再采用闪火法将大小合适的火罐分别拔于内关、神门、曲池等主穴上，每次选取3～4个穴位，隔天施罐1次，亦可以针刺后拔罐（图③、图④）。

敷贴

选取穴位　两侧涌泉。
药物选用　磁石9克。
操作手法　每晚临睡前用热水泡脚20分钟，擦干后，将磁石放在麝香壮骨膏上，敷贴于两侧涌泉上，次日早晨取下即可，每天1次。

癫痫

癫痫是一种由大脑神经元突发的异常放电导致短暂的大脑功能障碍的慢性病症，以神志不清、昏迷、肢体抽搐、口吐白沫，甚至口中如羊叫为主要症状。艾灸、刮痧和拔罐属于中医疗法，疗效显著且无副作用，是癫痫的辅助疗法。

艾灸

选取穴位 风府、筋缩、内关、丰隆、鸠尾。
操作手法 采用温和灸，每次15~20分钟，隔天1次，10次为1个疗程（图①）。

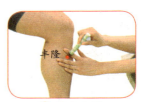

① 艾灸丰隆

刮痧

选取穴位 长强、鸠尾、阳陵泉至丰隆、筋缩、行间。
适宜体位 仰卧位、坐位。
使用工具 刮痧板。
操作手法 先刮筋缩，然后刮鸠尾，以出现轻度痧痕为宜，之后点按长强，接着刮阳陵泉至丰隆，最后重刮行间（图②、图③）。

刮阳陵泉至丰隆时，以皮肤出现痧痕为宜。

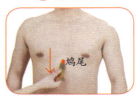

② 刮鸠尾

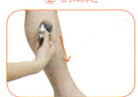

③ 刮阳陵泉至丰隆

拔罐

选取穴位 会阳、长强。
适宜体位 俯卧位。
使用工具 三棱针、火罐。
操作手法 将三棱针对准会阳、长强，迅速点刺，深约0.3厘米，之后立即用火罐拔，留罐3分钟后起罐，重复上述手法，如此反复3~5次（图④、图⑤）。

每周可以采用此法治疗2次，如果癫痫发作比较频繁，那么可以隔天1次。

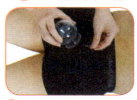

④ 拔会阳1（不可隔衣服拔罐，此为示意图，下同）

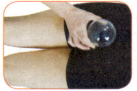

⑤ 拔会阳2

癔症

癔症常由精神因素或不良暗示引发，可能会出现各种不同的临床症状，如感觉和运动功能障碍、内脏器官和自主神经功能紊乱等。癔症无器质性的损害，是常见的功能紊乱性病症。刮痧、拔罐和敷贴对治疗癔症有特效。

刮痧

选取穴位　水沟、天突、三阴交至太冲。
适宜体位　坐位。
使用工具　刮痧板。
操作手法　对水沟采用揪痧法，也可以用刮痧板的角端点按；对天突用刮痧板的边缘刮，以皮肤出现痧痕为宜；从三阴交刮至太冲，以皮肤变成紫红色为宜（图①、图②）。

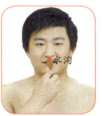 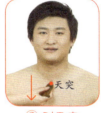
① 点按水沟　② 刮天突

拔罐

选取穴位　膻中。
适宜体位　仰卧位、坐位。
使用工具　三棱针、火罐、抽气罐。
操作手法　用三棱针快速点刺膻中数下，以微见血为宜，随即用抽气罐拔罐，留罐15分钟，使出血约达2毫升，至局部变成暗红色时，即可取罐（图③）。

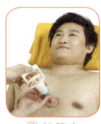
③ 拨膻中

敷贴

选取穴位　两侧涌泉。
药物选用　龙胆草20克，吴茱萸12克，土硫黄6克，明矾3克，朱砂0.5克，小蓟根适量。
操作手法　将上述除小蓟根之外的所有药物研成细末，将小蓟根捣烂取汁，和药末混合，加入凡士林调匀，制成糊状，需用时取适量，敷贴于穴位上，盖上纱布，外用胶布固定，每天1次。

面瘫

面瘫是一种由面神经功能出现障碍，使面部表情肌群出现瘫痪，从而导致口眼歪斜的症状，也叫面神经麻痹。面瘫可以发生于任何年龄，患者初起时会出现耳后、耳下及面部疼痛，还可能出现舌前2/3的味觉减退或消失等症状。按摩、艾灸、刮痧、拔罐、敷贴可以缓解面瘫。

按摩

选取穴位　瞳子髎、阳白、水沟、睛明、攒竹、颧髎、四白、地仓、颊车、承浆、丝竹空、翳风。

操作手法

❶ 被按摩者取仰卧位，按摩者用双手掌面环转推摩被按摩者的下颌、面颊、额头，推摩时力度要轻柔，环转10圈。

❷ 按摩者用拇指指腹按揉被按摩者的睛明、四白、瞳子髎、阳白、攒竹，每个穴位每次2分钟。

❸ 按摩者用小鱼际快速搓擦被按摩者的面颊，搓擦时力度要适中，以被按摩者的面颊感到温热、变得红润为宜（图①）。

❹ 按摩者用拇指、食指向前拿捏被按摩者的咬肌肌腹，拿捏时力度要适中，反复2次（图②）。

❺ 按摩者用拇指、食指分别向上快速拿捏被按摩者的地仓、颧髎、瞳子髎，每个穴位3~5次。

❻ 自我按摩：取坐位或仰卧位，用拇指指腹按揉丝竹空、睛明、四白、瞳子髎、阳白、颧髎、攒竹、水沟、承浆、翳风、颊车、地仓，每个穴位每次2分钟（图③）。

❼ 自我按摩：用拇指协助食指、中指、无名指发力弹出，以指端由上至下依次弹击面颊，注意弹击时力度要适中（图④）。

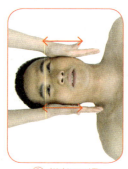 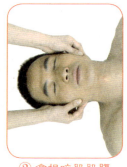 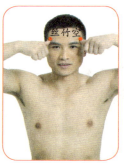 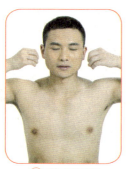

① 搓擦面颊　② 拿捏咬肌肌腹　③ 按揉丝竹空　④ 弹击面颊

艾灸

选取穴位 地仓、下关、四白、阳白。

操作手法 采用隔姜灸，每个穴位每次15～20分钟，每天1次，连用10次。

刮痧

选取穴位 攒竹、瞳子髎、丝竹空、颧髎、外关、率谷。

辅配穴位 发热者，加曲池；口眼歪斜者，加阳白、颊车、合谷。

适宜体位 坐位。

使用工具 刮痧板。

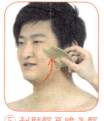 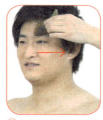

⑤ 刮颧髎至瞳子髎 ⑥ 刮攒竹至丝竹空

操作手法 对所有面部穴位皆用刮痧板的厚缘刮，力度要轻；对合谷、外关用刮痧板重刮或用其角端点按；先刮颧髎至瞳子髎、攒竹至丝竹空，再刮率谷（图⑤、图⑥）。

拔罐

选取穴位 合谷、太冲、牵正、颊车、地仓、风池、下关、迎香、承浆、颧髎。

辅配穴位 眼睑不能闭合、流泪者，加攒竹、鱼腰、丝竹空；耳后痛者，加翳风；味觉减退者，加廉泉。

适宜体位 坐位。

使用工具 火罐、三棱针。

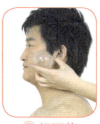

⑦ 拔颊车 ⑧ 拔下关

操作手法 对颊车、下关采用闪罐法，以局部变成紫红色为宜，每天1次；对其他主穴采用普通拔罐法即可（图⑦、图⑧）。

敷贴

选取穴位 太阳至地仓。

药物选用 制川乌45克，川芎、乳香、熟附子各40克，白芷30克，干姜15克。

操作手法 将上述药物研成细末，分为8等份，需用时取1份，加入米醋调匀，敷贴于穴位上，盖上纱布，外用胶布固定，用热水袋热敷，每天1次，8天为1个疗程。

肋间神经痛

肋间神经痛是一种肋间神经因不同原因受到压迫、刺激而出现肋间部位或腹部呈带状疼痛的综合病症，主要症状为一个或几个肋间部位发生经常性刺痛或灼痛，疼痛时，可以由背部相应的肋间隙向前放射至侧胸部。按摩、刮痧、拔罐、敷贴可以缓解肋间神经痛。

按摩

选取穴位 肩井、内关、曲池、合谷、缺盆、外关、大椎、膻中。

操作手法

❶ 自我按摩：先取坐位，腰微挺直，双脚平放与肩部同宽，将双手重叠，并将掌心放在小腹上，双目微闭，呼吸调整均匀，全身放松，静息2分钟，然后将右手除拇指之外的四指并拢，紧贴在大椎上，反复推擦1分钟，推擦时力度要适中，以感到发热为宜（图①）。

❷ 自我按摩：将一手中指指腹或按摩工具放在对侧肩部的肩井上，按揉1分钟，按揉时力度要适中，两侧交替进行（图②）。

❸ 自我按摩：将一手拇指指腹放在对侧的曲池上，将其余四指放在肘后按揉1分钟，按揉时力度要适中，两侧交替进行。

❹ 自我按摩：将一手中指和拇指指腹分别放在对侧的外关和内关上，两指对合用力按压1分钟，也可以用核桃按压，两侧交替进行（图③）。

❺ 自我按摩：将一手拇指指尖放在对侧的合谷上，将其余四指放在掌心，掐压合谷1分钟，掐压时力度要适中，以感到酸胀为宜，两侧交替进行。

❻ 自我按摩：手指张开呈爪状，将指尖放在对侧胸骨旁的肋间上，从胸前正中线沿肋间向旁侧分推1分钟，分推时力度要适中，以感到温热为宜（图④）。

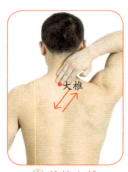
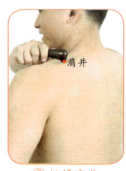
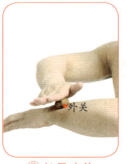
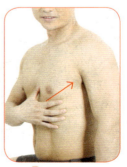

① 推擦大椎　　② 按揉肩井　　③ 按压外关　　④ 分推肋间

⑦ 自我按摩：一手半握拳，将中指伸直，并将中指指腹放在对侧的缺盆上按揉1分钟，按揉力度要适中，以肩部感到酸胀为宜，两侧交替进行。

⑧ 自我按摩：用手掌掌根顺时针摩揉膻中及周围，摩揉时力度要适中，每次1分钟，以感到温热为宜。

刮痧

选取穴位 肝俞至胆俞、尺泽。
辅配穴位 瘀血明显者，加血海、膈俞。
适宜体位 俯卧位、坐位。
使用工具 刮痧板、瓷勺、三棱针。
操作手法 刮肝俞至胆俞时用刮痧板的厚缘操作，力度宜轻，以皮肤变成紫红色或出现痧痕为宜；刮尺泽时顺着手太阴肺经的循行线路操作，力度宜重，配合用三棱针点刺放血1~2毫升（图⑤、图⑥）。

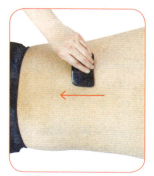
⑤ 刮肝俞至胆俞

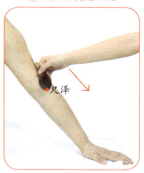
⑥ 刮尺泽

拔罐

选取穴位 阳陵泉、内关、外关、阿是。
适宜体位 坐位。
使用工具 火罐、三棱针。
操作手法 针刺阳陵泉，留针30分钟，隔5分钟行针1次，拔针后将火罐吸附于针刺处；针刺内关、外关，拔针后将火罐吸附于针刺处；对阿是痛感明显处，先用三棱针刺再用火罐拔，留罐10~15分钟（图⑦、图⑧）。

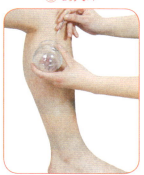
⑦ 刺络拔罐法拔阳陵泉

敷贴

选取穴位 阿是、期门。
药物选用 延胡索、龙胆草各50克，青皮30克，柴胡10克。
操作手法 将上述药物研成细末，加入醋调匀，制成膏状，需用时取适量，敷贴于穴位上，盖上纱布，外用胶布固定，每天1次。

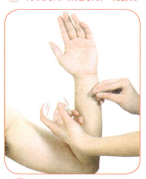
⑧ 刺络拔罐法拔内关

三叉神经痛

三叉神经痛是一种面部三叉神经分布区内反复发作的阵发性神经痛，是神经外科、神经内科常见的病症之一。其主要症状是三叉神经分布区内出现刀割样、烧灼样、顽固性的剧烈疼痛。刮痧、拔罐能有效地缓解三叉神经疼痛。

刮痧

选取穴位 眼眶、鼻部痛者，选取阳白、攒竹、太阳、颊车、列缺；上颌痛者，选取四白、巨髎、合谷；下颌痛者，选取下关、颊车、大迎、承浆。

适宜体位 坐位。

使用工具 刮痧板。

操作手法

❶ 眼眶、鼻部痛者：先刮阳白，再刮攒竹、太阳、颊车，最后刮列缺（图①）。

❷ 上颌痛者：先点揉四白，再点揉巨髎，最后刮合谷。

❸ 下颌痛者：先点揉下关、颊车、大迎、承浆，再刮下关（图②）。

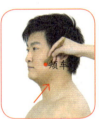
① 刮颊车

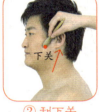
② 刮下关

拔罐

选取穴位 风池、翳风、下关、手三里、合谷。

辅配穴位 眼眶、鼻部痛者，加太阳、阳白、攒竹、头维；上颌、下颌痛者，加太阳、四白、地仓、承浆、迎香。

适宜体位 坐位。

使用工具 三棱针、火罐、抽气罐。

操作手法 对合谷、手三里等主穴进行常规消毒后，先用三棱针点刺放血，再用火罐在点刺部位拔，每次拔5~10分钟，以出血量为1~2毫升为宜；对下关亦可以配合用抽气罐拔（图③、图④）。

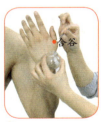
③ 刺络拔罐法拔合谷

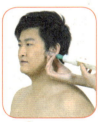
④ 拔下关

贴心保健指南

下关的拔罐时间不可过长，否则容易起水疱，亦可以使用针刺法。

中风后遗症

　　中风分为缺血性中风和出血性中风，主要症状有猝然昏倒、不省人事，以及醒后伴有口眼歪斜、语言不利等。艾灸、刮痧、拔罐有疏经活络、理气活血的作用，可以有效减轻中风后遗症。

艾灸

选取穴位　主要为上肢症状者，选取足三里、曲池、外关、肩髃；主要为下肢症状者，选取足三里、风市、悬钟、阳陵泉、环跳。

操作手法　采用温和灸，每个穴位每次15～20分钟，连用10次后，休息3天继续治疗（图①）。

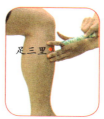

① 艾灸足三里

刮痧

选取穴位　太阳、印堂、肝俞、肾俞、委中、承山。

辅配穴位　语言不利者，加金津、玉液；半身不遂者，加阳陵泉、环跳；突然昏倒者，加水沟。

适宜体位　仰卧位、坐位。

使用工具　刮痧板。

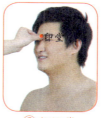

② 揪印堂

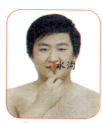

③ 点按水沟

操作手法　对印堂采用揪痧法，以局部发红或出现痧点为宜；对其他穴位采用常规刮痧法；对水沟用刮痧板的尖端点按即可（图②、图③）。

拔罐

选取穴位　委中。

适宜体位　俯卧位。

使用工具　火罐、三棱针。

操作手法　用手掌轻拍数次委中，使紫脉浮络充分暴露，严格消毒后，用三棱针对准穴位点刺，刺后不按其孔，采用闪火法拔穴位10～15分钟（图④）。

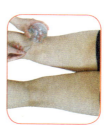

④ 刺络拔罐法拔委中

耳鸣耳聋

耳鸣耳聋多由暴怒、突然的惊恐等因素导致少阳经气闭阻，或因外感风寒、壅遏清窍，或因肾虚气弱、精气不能上达于耳所致。按摩、刮痧、拔罐、敷贴有助于疏通耳部的经络，从而减轻耳鸣耳聋的症状，恢复耳朵的功能。

按摩

选取穴位　外关、听宫、劳宫、足临泣、足窍阴、头窍阴、至阴。

操作手法

❶ 按摩者以双手推按被按摩者的听宫20次（图①）。

❷ 按摩者将一手中指和拇指指腹放在被按摩者对侧的外关上，之后将双手手指对合用力按压1分钟，双手交替进行。

❸ 按摩者用拇指和食指指腹依次揉搓被按摩者的无名指、小指3～5分钟。揉搓时力度宜轻柔，动作宜缓和、协调、有规律。小指和无名指的指根为耳反射区，经常按摩该区域，可以使听觉变得更加灵敏，有时甚至可以帮助失聪的耳朵恢复听觉。

❹ 自我按摩：至阴是消除耳鸣的特效穴位。治疗耳鸣可以用拇指指端点按，也可以使用艾灸，每次3～5分钟，每天3次。若同时配合揉按足临泣和足窍阴，则效果会更加显著。

❺ 自我按摩：伸出拇指，将其余四指屈曲，按压位于头部两侧的头窍阴2～3分钟（图②）。

❻ 自我按摩：用双手小鱼际快速地对耳屏做擦的动作，力度要轻柔，以透热为宜。由于按摩耳屏可以调气血、开九窍、益五脏，因此按摩耳屏可以调理各种耳鸣及听觉障碍（图③）。

❼ 自我按摩：劳宫有清心泻火的作用，按压劳宫对治疗耳鸣有很好的辅助作用（图④）。

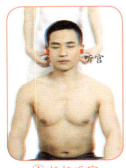
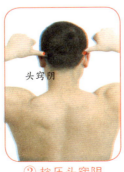
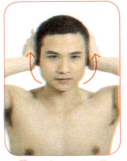
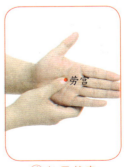

① 推按听宫　　② 按压头窍阴　　③ 小鱼际擦耳屏　　④ 按压劳宫

刮痧

选取穴位　翳风、风池、听会、听宫、耳门、外关、中渚、太溪。

辅配穴位　肝胆火盛者，加太冲、丘墟；受外邪入侵者，加合谷；肾虚者，加肾俞、关元；痰浊壅盛者，加丰隆、足三里。

适宜体位　俯卧位、坐位。

使用工具　刮痧板。

操作手法　先刮主穴，每个穴位每次3分钟，然后随症搭配刮相应的穴位，如太冲、丘墟、合谷，刮的力度可以稍重一些，并可以配合点按的手法。刮听宫、足三里时力度宜轻，以局部变红为宜（图⑤、图⑥）。

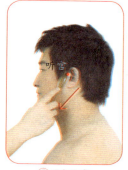

⑤ 刮听宫

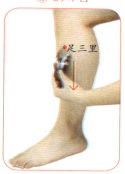

⑥ 刮足三里

拔罐

选取穴位　听宫、耳门、外关。

辅配穴位　肝胆火盛者，加行间、太冲、足临泣；外感风热者，加大椎、合谷；肾虚者，加肾俞、命门、太溪。

适宜体位　坐位。

使用工具　三棱针、火罐。

操作手法　先将以上主穴用三棱针点刺2～3下，然后立即采用闪火法对所点刺的穴位进行拔罐，留罐10～15分钟，以皮肤出现红色瘀血或出血1～2毫升为宜，起罐后擦净皮肤表面的血迹，亦可以在听宫和耳门附近突出的血络上用三棱针点刺出血，隔天1次。对足临泣采用刺络拔罐法，而对太溪采用闪火法（图⑦、图⑧）。

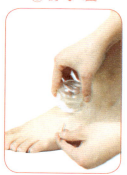

⑦ 刺络拔罐法拔足临泣

敷贴

选取穴位　神阙、两侧涌泉。

药物选用　石菖蒲、磁石、细辛、麝香、木香各等份。

操作手法　将上述药物研成细末，加入白酒调匀，制成糊状，需用时取适量，敷贴于穴位上，盖上纱布，外用胶布固定，同时用油纱条裹住药泥塞住耳朵，每天1次，28天为1个疗程，每个疗程结束后，先停5天，再开始下一个疗程。

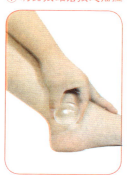

⑧ 闪火法拔太溪

慢性鼻炎

慢性鼻炎是一种受物理或化学因子刺激，导致鼻腔黏膜和黏膜下层慢性充血肿胀的炎症，主要症状为鼻塞、鼻涕较多，常伴有声音重浊、张口呼吸、嗅觉欠佳等。按摩、刮痧、拔罐、敷贴可以有效改善慢性鼻炎。

按摩

选取穴位　印堂、迎香、曲池、合谷、头维、风池、上星、攒竹、肺俞、风门、睛明、列缺。

操作手法

❶　按摩者用食指指腹、中指指腹从被按摩者的攒竹开始沿鼻翼两侧推至迎香，并点按1分钟，反复5次。

❷　按摩者用食指指端斜向勾点被按摩者的睛明，轻重交替进行，反复5分钟，以局部感到酸麻、胀痛为宜，按揉睛明后慢性鼻炎症状会明显缓解（图①）。

❸　按摩者用双手拇指指腹按压被按摩者的头维、列缺、曲池、合谷，每个穴位每次1分钟（图②）。

❹　被按摩者取俯卧位，按摩者用双手拇指指腹按揉被按摩者的风池、肺俞、风门，每个穴位每次2分钟。

❺　自我按摩：用拇指自印堂向上抹至上星，将其余四指并拢握拳以助力，双手交替进行，反复5~10次（图③）。

❻　自我按摩：先用双手拇指指端用力点揉睛明，每次1分钟，再用双手食指指端自睛明向下沿鼻柱两侧上下往返搓揉，反复5分钟。

❼　自我按摩：用食指指端点揉迎香，轻重交替进行，每次5~8分钟（图④）。

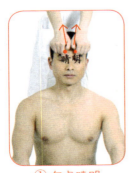 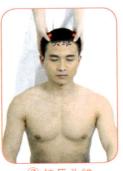 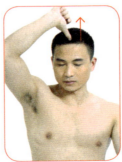 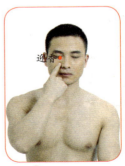

①勾点睛明　　　②按压头维　　　③自印堂向上抹至上星　　　④点揉迎香

刮痧

选取穴位 迎香、印堂、上星、肺俞至脾俞、尺泽、合谷。

辅配穴位 风门、大椎、地仓、脾俞、丰隆、曲池。

适宜体位 坐位、俯卧位。

使用工具 刮痧板、三棱针。

操作手法 对主穴进行定位，对印堂、迎香用刮痧板的角端点按，注意点按时力度以局部有酸胀感为宜；刮上星、肺俞至脾俞，要采用补法顺着足太阳膀胱经的循行线路操作，力度宜轻；对于尺泽、合谷可以在刮后用三棱针点刺放血，以血液由紫黑色变成鲜红色为宜（图⑤、图⑥）。

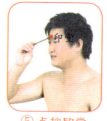

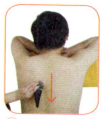

⑤ 点按印堂　⑥ 刮肺俞至脾俞

拔罐

选取穴位 肺俞至气海俞、迎香、合谷、足三里、中府、华盖、风池。

辅配穴位 大椎、曲池、太冲、风门、身柱、太阳。

适宜体位 坐位、俯卧位。

使用工具 火罐、抽气罐。

操作手法 对主穴进行定位，对肺俞至气海俞采用走罐法，反复3~5次，以皮肤潮红为宜，每天1次，对迎香、合谷、足三里、中府、华盖、风池采用闪火法，留罐15~20分钟，以局部充血为宜；对大椎则使用抽气罐（图⑦、图⑧）。

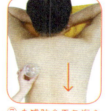
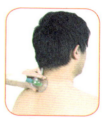

⑦ 走罐肺俞至气海俞　⑧ 拔大椎

敷贴

选取穴位 鼻部。

药物选用 苍耳子15~20粒。

操作手法 先炒苍耳子，再将豆油煮沸，无沫后将苍耳子放入，以苍耳子变成墨色焦状为宜，之后用纱布过滤，用过滤后的药油浸泡纱布，取纱布放在双下鼻甲上，每天1次。

贴心保健指南

◎患有慢性鼻炎者每天早晨可以用冷水洗脸，以增强鼻腔黏膜的抗病能力。

◎患有慢性鼻炎者应注意气候的变化，及时增减衣服。

◎患有慢性鼻炎者鼻塞时不宜强行擤鼻，不要用手指挖鼻孔。

过敏性鼻炎

过敏性鼻炎是一种因吸入外界过敏性物质而引起的以鼻痒、打喷嚏、流清涕等为主要症状的病症。其发病常基于两个因素：遗传性过敏体质和反复多次接触过敏原。艾灸、刮痧、拔罐有很好的祛邪、抗过敏的作用，可以用于过敏性鼻炎的辅助治疗。

艾灸

选取穴位　迎香、口禾髎、风池、合谷、足三里。

操作手法　脾气虚者宜采用直接灸，肺气虚者宜采用隔姜灸，肾阳虚者宜采用隔附子（附子饼）灸，每次选取2～3个穴位，每个穴位3～5壮，每天1次，10天为1个疗程。

刮痧

选取穴位　两侧耳和髎至迎香、印堂、上迎香、风府至大椎。

适宜体位　坐位、俯卧位。

使用工具　刮痧板。

操作手法　先刮耳和髎至迎香，然后刮印堂、上迎香，皆由上至下操作；刮风府至大椎时用刮痧板的厚缘操作（图①、图②）。

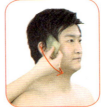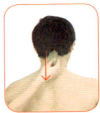

① 刮耳和髎至迎香　　② 刮风府至大椎

拔罐

选取穴位　印堂、迎香、口禾髎、足三里、肺俞、肾俞、命门、神阙。

适宜体位　坐位、仰卧位、俯卧位。

使用工具　火罐。

操作手法　先将小号火罐吸附于印堂、迎香、口禾髎上，留罐3分钟，以局部发红为宜；然后将中号火罐吸附于足三里、肺俞、肾俞、命门上，留罐15～20分钟，力度可稍重一些，注意观察，防止出现水疱；最后对神阙用火罐拔3分钟后，起罐再拔（图③）。

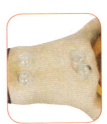

③ 拔肺俞、肾俞

青光眼

　　青光眼是一种常见的五官科病症，初起多易察觉，主要症状为眼睛剧烈疼痛或视力急剧下降、瞳孔散大、眼睑水肿、视野逐渐缩小等，严重时甚至会失明。刮痧、拔罐是治疗青光眼的常用方法，有助于清阳的上升和眼睛脉络的濡养。

刮痧

选取穴位　睛明、攒竹、鱼腰、阳白、丝竹空。

辅配穴位　视力下降较明显者，加瞳子髎、太阳、承泣、四白、翳明；脾胃虚弱、正气不足者，加足三里、膈俞至肾俞。

适宜体位　俯卧位、坐位。

使用工具　刮痧板。

操作手法　刮主穴时，可以配合点按鱼腰，以局部发红为宜（图①）。刮阳白时，由下至上进行，随症搭配使用相应的穴位。刮膈俞至肾俞时，宜尽量扩大范围，以局部出现痧痕为宜（图②）。

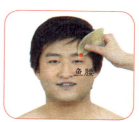

① 点按鱼腰

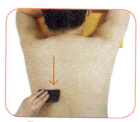

② 刮膈俞至肾俞

拔罐

选取穴位　大椎、胆俞、心俞、太阳、丝竹空、攒竹。

辅配穴位　恶心、呕吐者，加中脘、内关、足三里；头昏痛或眼压高者，加合谷、光明、三阴交；肝火盛者，加太冲；心火盛者，加内关；肾虚者，加肾俞。

适宜体位　坐位、俯卧位。

使用工具　三棱针、火罐。

操作手法　对以上穴位采用闪火法或投火法进行拔罐，留罐15～20分钟。太阳、大椎亦可配合用三棱针点刺放血治疗，以血液由紫黑色变成鲜红色为宜（图③）。拔光明时，用小号火罐即可，拔的时间可以稍长一些，以半小时为宜（图④）。

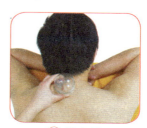

③ 拔大椎

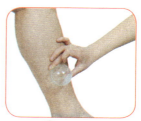

④ 拔光明

白内障

白内障是一种由各种原因导致的眼球晶状体混浊的病症，会影响视力。白内障分为先天性白内障和后天性白内障两种。其主要症状为视力进行性下降，属于中医认为的"圆翳内障"。刮痧、拔罐可以疏通局部经络，提高气血的濡养能力，有助于恢复视力。

刮痧

选取穴位　承泣、身柱、风门、肝俞、膈俞。
辅配穴位　视力下降明显者，加太阳、阳白、光明；肝经风热者，加太冲、大椎、阳陵泉；脾胃虚弱者，加脾俞、胃俞、足三里；肝、肾亏虚者，加太溪、肾俞。
适宜体位　俯卧位、坐位。
使用工具　刮痧板。
操作手法　对身柱、风门、肝俞、膈俞用刮痧板的厚缘刮，力度不宜太重，如沿足太阳膀胱经的循行线路从风门刮至肝俞，以皮肤变成紫红色为宜；对承泣亦用刮痧板的角端点按（图①、图②）。

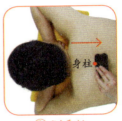

① 刮身柱

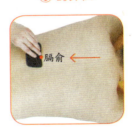

② 刮膈俞

拔罐

选取穴位　丝竹空、瞳子髎、四白、翳明、合谷。
辅配穴位　肝、肾亏虚者，加肝俞、肾俞、三阴交；脾胃虚弱者，加脾俞、胃俞、足三里；肝热上扰者，加风池、太溪。
适宜体位　坐位。
使用工具　火罐、三棱针。
操作手法　对局部消毒以后，选用小号火罐拔瞳子髎、四白等主穴，以皮肤发红为宜（图③、图④）。

注意，拔面部穴位，如丝竹空、瞳子髎、四白时力度不宜太重，拔翳明时力度亦不宜太重，一般以局部感到紧张为宜。拔合谷时可以搭配用三棱针点刺放血，一般以挤出1毫升血液为宜。

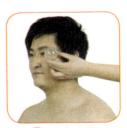

③ 拔瞳子髎

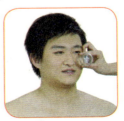

④ 拔四白

睑腺炎

　　睑腺炎是一种因眼睑周围的皮脂腺和睑板腺受感染而引起的急性化脓性炎症，以眼睑局部红肿、疼痛、有硬结为主要症状。艾灸、刮痧、拔罐可以起到泻热祛邪、散结消肿的作用。

艾灸

选取穴位　合谷、太冲、后溪、丘墟。

辅配穴位　脾虚者，加足三里；脾胃蕴热者，加解溪；患有风热者，加风池；被热毒上攻者，加足窍阴。

操作手法　采用直接灸，每次选取同一侧的3个穴位，每个穴位3壮，连用1～3次。如果病情较重，那么可以同时灸两侧穴位。

刮痧

选取穴位　合谷、天井、风池、少泽、曲池。

辅配穴位　内庭、行间。

适宜体位　坐位。

使用工具　刮痧板、三棱针、瓷勺。

操作手法　先刮风池，再刮少泽、合谷、曲池、

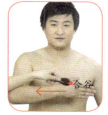
① 刮合谷

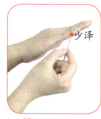
② 点刺少泽

天井，刮时力度宜重，并可以配合点按或按摩的手法。刮少泽时可以配合用三棱针点刺放血，以血液由紫黑色变成鲜红色为宜（图①、图②）。热毒较盛时，亦可配合刮内庭、行间，刮完后，对其用三棱针点刺放血。

拔罐

选取穴位　阴陵泉、曲池、足三里、大横。

适宜体位　仰卧位、坐位。

使用工具　火罐、梅花针。

操作手法　采用闪火法拔以上穴位，留罐10～15分钟。对曲池亦可以先用梅花针刺数下后放血，然后施以拔罐治疗，一般放血3～5毫升。对大横采用排罐法（图③）。

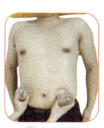
③ 拔大横

骨关节软组织病症
落枕

落枕多因夜间睡觉时姿势不当或颈部受风寒而引起。其主要症状为睡醒后出现急性颈部肌肉痉挛、酸胀、疼痛及转头不便等。按摩、艾灸、刮痧、拔罐、敷贴有助于疏通颈部经络，能有效地治疗落枕。

按摩

选取穴位　风池、肩井、天容、天柱。

操作手法

❶　按摩者先用双手按压、拿捏被按摩者的肩井30次，然后用食指、中指、无名指从被按摩者的颈部正中的颈椎棘突部位到两侧颈部肌肉，由上至下按压、刮擦20次（图①）。

❷　当被按摩者的情况比较严重，颈部无法转动时，按压被按摩者的天柱能迅速缓解疼痛（图②）。

❸　按摩者按住被按摩者两侧的风池进行揉捏，以被按摩者感到酸胀为宜，在按摩过程中被按摩者可以稍稍转动颈部（图③）。

❹　按摩者用拇指用力在被按摩者的天容上按揉，以被按摩者感到肩部和背部酸胀、上肢发软无力为宜，在按揉过程中被按摩者可以稍稍转动颈部（图④）。

❺　按摩者通过按揉使被按摩者的颈部和肩部放松。在按摩时可由上至下、由中央至两端操作，力度由轻变重。

❻　按摩者用力按压被按摩者颈部和肩部的疼痛部位，力度由轻变重，以被按摩者能忍受为宜。

❼　按摩者轻轻提起被按摩者的头部，慢慢地左右转动被按摩者的颈部，适应性地逐渐加快转动频率，左右各15次。

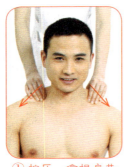
① 按压、拿捏肩井

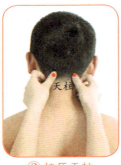
② 按压天柱

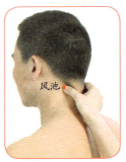
③ 揉捏风池

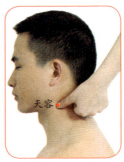
④ 按揉天容

艾灸

选取穴位　大椎、天柱、肩中俞、肩外俞、阿是。
辅配穴位　合谷、悬钟、风池、后溪、养老。
操作手法　采用隔姜灸，每个穴位3~5壮，每天1~2次。

刮痧

选取穴位　颈百劳、后溪、悬钟、阿是。
辅配穴位　肌肉强痛者，加大椎、大杼。
适宜体位　仰卧位、坐位。
使用工具　刮痧板。
操作手法　先在施术部位涂甘油，再刮颈百劳、阿

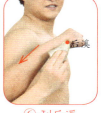

⑤ 刮颈百劳　　⑥ 刮后溪

是，之后刮后溪，最后刮悬钟，以皮肤变成紫红色或出现痧点为宜，对悬钟亦可以采用放痧法（图⑤、图⑥）。

拔罐

选取穴位　大椎、天柱、肩外俞、悬钟、后溪、列缺。
适宜体位　俯卧位、坐位。
使用工具　抽气罐、三棱针。
操作手法　用抽气罐拔肩外俞、列缺，留罐

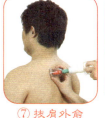

⑦ 拔肩外俞　　⑧ 拔列缺

10~20分钟，拔的力度不宜太重，以局部变成紫红色为宜；刮大椎时可以配合用三棱针点刺放血，以血液由紫黑色变成红色为宜；拔后溪时用小号抽气罐操作，拔的时间不宜过长，以3~5分钟为宜；拔悬钟、天柱时也要用小号抽气罐操作（图⑦、图⑧）。

敷贴

选取穴位　阿是。
辅配穴位　合谷、悬钟、风池、后溪、养老。
药物选用　大黄150克，蒲公英、土鳖虫、木瓜各60克，栀子、没药各30克，乳香15克。
操作手法　将上述药物研成细末，加入凡士林调匀，制成糊状，需用时取适量，敷贴于穴位上，盖上纱布，外用胶布固定，每天1次，3天为1个疗程。

肩周炎

肩周炎是一种由肩关节周围的软组织发生损伤性或退行性病变引起的病症，初起为阵发性肩部隐痛或刺痛，疼痛可以放射到颈部或上臂，逐渐发展到持续性疼痛并伴有肩关节疼痛、活动功能障碍。按摩、艾灸、刮痧、拔罐、敷贴可以有效缓解肩周炎。

按摩

选取穴位　天宗、极泉、肩井。

操作手法

❶ 被按摩者取俯卧位，按摩者用双手拇指指腹按压被按摩者的天宗，同时用其余四指抵住被按摩者的极泉，按摩5分钟，以被按摩者感到酸胀为宜。

❷ 按摩者一手托住被按摩者的手臂，另一手拇指指腹按揉被按摩者的肩井，每次1分钟（图①）。

❸ 按摩者先用手指拿揉被按摩者的患肩及上肢内侧，然后抓捏被按摩者的肩部后大筋5次，最后用拇指指腹、食指指腹按压被按摩者的极泉5次，以被按摩者感到酸胀为宜。

❹ 按摩者一手握住被按摩者的肩部，另一手握住被按摩者的腕部，以被按摩者的肩关节为中心做旋转运动，幅度由小至大，以被按摩者能承受为宜（图②）。

❺ 先将按摩者的双手分别置于被按摩者的患肩前后做环旋运动，再轻击被按摩者的肩周，反复15次。

❻ 自我按摩：取坐位，将健侧手掌置于患肩上顺时针按揉50次，以感到温热为宜。

❼ 自我按摩：用健侧手掌托住患侧肘部，辅助前后、上下摆动上肢（图③、图④）。

❽ 自我按摩：用健侧手掌托住患侧肘部，向上拉伸患肩，拉伸时动作要缓慢，反复10次（图⑤）。

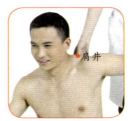

① 按揉肩井

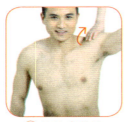

② 旋转肩关节

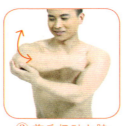

③ 前后摆动上肢

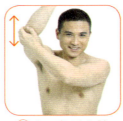

④ 上下摆动上肢

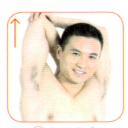

⑤ 拉伸患肩

选取穴位 肩髎、肩髃、阿是。

辅配穴位 上臂疼痛者，加曲池、臂臑；肩胛疼痛者，加天宗、肩贞。

操作手法 采用隔姜灸，每个穴位5～10壮，每天1～2次，10天为1个疗程，每个疗程结束后，先停3天，再开始下一个疗程。

刮痧

选取穴位 阿是、曲池、外关。

辅配穴位 颈部疼痛者，加哑门、风池、大椎；肩部和背部疼痛者，加肩井、天宗；胸部疼痛者，加中府、云门、缺盆；上肢疼痛者，加肩贞、合谷；下肢疼痛者，加足三里至条口。

适宜体位 坐位。

使用工具 刮痧板、瓷勺。

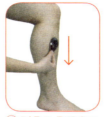
⑥ 刮足三里至条口

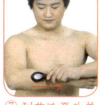
⑦ 刮曲池至外关

操作手法 根据病变部位的偏重，采用常规刮痧法刮以上穴位。刮足三里至条口时应顺着足阳明胃经的循行线路进行，力度宜轻；刮曲池至外关时力度宜重，以皮肤发红为宜（图⑥、图⑦）。

拔罐

选取穴位 肩前、肩贞、阿是、天宗、膈关、肩后、中府、曲池。

适宜体位 坐位。

使用工具 火罐、抽气罐。

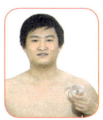
⑧ 拔肩贞　　　⑨ 拔中府

操作手法 对肩贞使用抽气罐拔，对中府采用闪火法拔，均留罐15～20分钟，每天1次（图⑧、图⑨）。

对肩部和背部疼痛的区域先闪罐15分钟，再留罐15分钟。

敷贴

选取穴位 病变部位的穴位。

药物选用 丹参、透骨草各30克，姜黄、木瓜、地龙、延胡索、桑枝各20克，乳香、没药各15克，草乌、肉桂各10克，细辛9克。

操作手法 将上述药物研成细末，过筛，取30克，加醋调匀，制成糊状，需用时取适量敷贴于穴位上，盖上纱布，外用胶布固定，每天1次。

颈椎病

颈椎病是一种由颈椎长期劳损、骨质增生或周围韧带、肌腱、关节囊等软组织发生退行性病变，导致颈部神经、血管、脊髓受到压迫，进而引起颈部和肩部疼痛，甚至功能障碍的病症。患有颈椎病者平时应注意多活动颈椎，按摩、艾灸、刮痧、拔罐、敷贴可以有效缓解颈椎病。

按摩

选取穴位　风池、肩井、天宗、极泉。

操作手法

❶ 被按摩者取坐位，全身放松，按摩者先用双手拇指指腹按揉被按摩者的风池，每次2分钟，然后从风池拿捏到肩部和背部，反复10次，最后用力点按风池，以被按摩者的双肩感到酸胀、温热为宜（图①）。

❷ 按摩者先用双手拿捏被按摩者的肩井30次，然后用食指、中指、无名指沿被按摩者的颈部正中的颈椎棘突部位及其两侧颈部肌肉，由上至下按压、刮擦，反复20次（图②）。

❸ 按摩者先用拇指指腹点按被按摩者的天宗2分钟，再用掌根按揉被按摩者的整个肩胛2分钟，以被按摩者的肩胛感到酸胀、温热为宜（图③）。

❹ 按摩者一手托住被按摩者的肘部，另一手的拇指、食指指腹拿捏被按摩者的极泉15次，以被按摩者的手指感到麻木为宜（图④）。

❺ 按摩者用单手拇指、食指、中指指腹拿捏被按摩者的

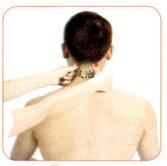

① 点按风池

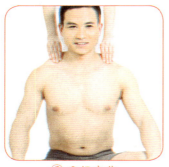

② 拿捏肩井

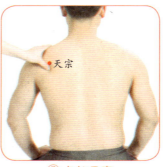

③ 点按天宗

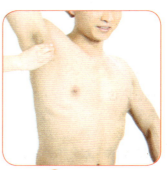

④ 拿捏极泉

颈部，可双手交替进行，每次2分钟，动作要缓慢、柔和（图⑤）。

⑥ 按摩者用左手虎口托住被按摩者的下颌，用右手掌面托住被按摩者的后颈，垂直向上牵引被按摩者的头部，力度逐渐由轻到重，持续3分钟（图⑥）。

⑦ 按摩者先用双手小鱼际轻轻击打被按摩者的颈部和肩部，然后甩动被按摩者的手臂。

⑧ 自我按摩：用双手拇指指腹按压风池，按压时力度要适中，每次2分钟，以感到酸胀、麻木为宜。

⑨ 自我按摩：用双手拿捏头部，同时将头部向上提拿，反复5次（图⑦）。

⑩ 自我按摩：用双手中指指腹按压颈椎旁线，边揉边移动，上下反复5次。

⑪ 自我按摩：用滚擦器摩擦颈部，以感到温热为宜（图⑧）。

⑫ 自我按摩：用双手固定颈后部，前后俯仰头部10次（图⑨、图⑩）。

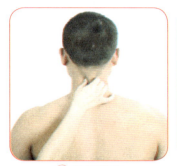
⑤ 拿捏颈部

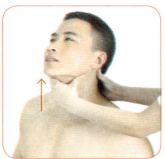
⑥ 牵引头部

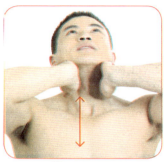
⑦ 提拿头部

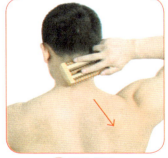
⑧ 摩擦颈部

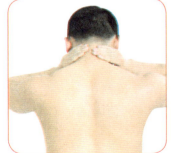
⑨ 前后俯仰头部 1

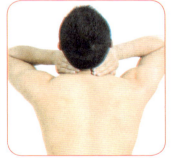
⑩ 前后俯仰头部 2

艾灸

选取穴位 大椎、天柱、后溪、合谷、外关、阿是。

操作手法 采用温和灸，每次选取3～5个穴位，每个穴位每次15～20分钟，每天1～2次（图⑪）。

刮痧

选取穴位 大椎至风门。

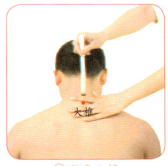
⑪ 艾灸大椎

137

辅配穴位 上肢麻木疼痛明显者，加肩髎、曲池、合谷、中渚。

适宜体位 坐位。

使用工具 刮痧板、瓷勺。

操作手法 先用刮痧板的角端点按中渚，力度宜重，以局部感到酸胀、麻木、难以忍受为准，重复3~5次，每次均持续15秒，然后用刮痧板的厚缘或瓷勺顺着经络循行线路刮大椎至风门，以皮肤出现均匀痧痕为宜（图⑫、图⑬）。

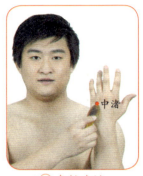

⑫ 点按中渚

拔罐

选取穴位 风池、大杼、风门、天宗、曲池、肩井、大椎、厥阴俞。

适宜体位 坐位。

使用工具 火罐。

操作手法 对风池、大杼、风门、天宗、曲池、肩井、大椎、厥阴俞使用酒精采用闪罐法拔，留罐20分钟，隔天1次，10次为1个疗程（图⑭、图⑮）。

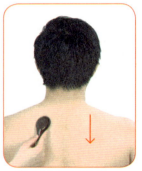

⑬ 刮大椎至风门

敷贴

选取穴位 颈椎处的穴位。

药物选用 杜仲、天麻、白芷、乳香、没药、姜黄、川芎、血竭各15克，三七10克，川椒5克，麝香2克。

操作手法 将除麝香以外的所有药物研成细末，加入米醋调匀，制成糊状，需用时取适量，摊在干净的纱布上，撒上麝香，敷贴于穴位上，一般可以连续使用3~5次，15次为1个疗程。

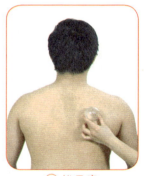

⑭ 拔天宗

贴心保健指南

◎易发生意外的患者在拔罐时宜取卧位并使用小号火罐。

◎拔罐时，室内应保持温暖，避开风口，防止受凉。

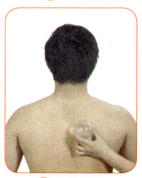

⑮ 拔厥阴俞

腱鞘囊肿

　　腱鞘囊肿是一种发生于关节囊或腱鞘附近的囊肿，常见于腕背部、腕关节的掌侧面、手指背面和掌面、足背部、膝关节后侧等，好发于青壮年，尤多见于女性，一般认为与外伤、慢性劳损等有关系。刮痧、拔罐、敷贴可以调整局部气血，疏通经络，治疗腱鞘囊肿。

刮痧

选取穴位　肩髎、曲池、手三里、阳溪至合谷。
辅配穴位　阿是、脾俞、足三里、肾俞。
适宜体位　坐位。
使用工具　刮痧板。
操作手法　先沿上肢后外侧手阳明大肠经的循行线

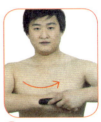

① 刮肩髎　　② 刮阳溪至合谷

路刮肩髎，然后刮曲池、手三里、阳溪至合谷，由腕背部的指总伸肌腱处沿指伸肌腱刮至患指（图①、图②）。

拔罐

选取穴位　阿是。
适宜体位　坐位。
使用工具　火罐、艾条、三棱针。
操作手法　在囊肿局部直刺1针、两旁各刺1针，在每针上各加2厘米长的艾条，从下方点燃，燃烧完起针后，以火罐拔3～5分钟，以拔出黄色黏稠样液体为宜，拔出后对施术部位用消毒敷料加以固定（图③）。

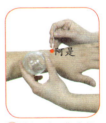

③ 刺络拔罐法拔阿是

敷贴

选取穴位　阿是。
药物选用　生石膏30克，红花12克，生栀子10克，桃仁9克，土鳖虫6克。
操作手法　将上述药物研成细末，先用75%浓度的酒精浸湿1小时，加入蓖麻油调匀，制成糊状，需用时取适量，敷贴于穴位上，盖上纱布，外用胶布固定，隔天1次，5～6次为1个疗程。

肱骨外上髁炎

　　肱骨外上髁炎是由手肘外侧的肌腱发炎所致，主要症状为自觉肘关节外上方活动疼痛，局部无红肿，疼痛有时可向上或向下放射，手不能用力握物，进行提重物、拧毛巾等活动时使疼痛加重。

按摩

选取穴位　手三里、曲池、侠白、尺泽、曲泽。

操作手法

❶　被按摩者取坐位，肘关节自然屈曲，按摩者用拇指指腹点按、揉捏被按摩者的疼痛点（图①）。

❷　按摩者用拇指指腹点按被按摩者的手三里、曲池，点按时力度要稍重，每次3～5分钟，点按后在穴位局部轻微按揉片刻，也可以用按摩工具按揉（图②）。

❸　被按摩者握拳内旋，按摩者一手托住被按摩者的前臂，另一手用滚摩器先从被按摩者的腕部推摩到肘部，再从被按摩者的肘部推摩到腕部，反复10次（图③）。

❹　按摩者在被按摩者肘关节外侧的疼痛点捏、点按，反复5次。

❺　按摩者用拇指指腹或按摩工具按压被按摩者的侠白、尺泽、曲泽，按压时力度要稍重，每个穴位每次5分钟，以被按摩者感到酸胀为宜（图④）。

❻　按摩者用双手揉捏被按摩者的整个手臂，自上而下，反复10次。

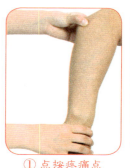 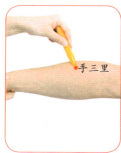 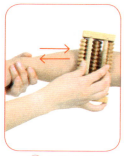 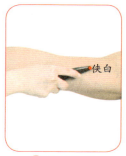

① 点按疼痛点　　② 点按手三里　　③ 推摩上肢　　④ 按压侠白

艾灸

选取穴位　患侧曲池、阿是。

辅配穴位 肘髎、手三里。

操作手法 采用隔姜灸，每个穴位3～5壮，每天1次，6天为1个疗程。

刮痧

选取穴位 阿是。

辅配穴位 疼痛明显，甚至伴有发热者，加大椎、曲池、手三里。

适宜体位 坐位。

使用工具 刮痧板。

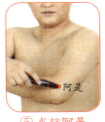
⑤ 点按阿是

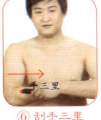
⑥ 刮手三里

操作手法 先刮阿是，即肱骨外上髁的疼痛点，力度宜重，可以配合点按，以能耐受为宜。若效果不佳或有兼症，则加刮手三里，以被刮痧者活动患肢后无任何不适为宜，对曲池、手三里亦可以用艾灸，以上操作3次为1个疗程（图⑤、图⑥）。

拔罐

选取穴位 阿是、手三里。

辅配穴位 疼痛偏于肘外侧者，加曲池、外关；疼痛偏于肘内侧者，加尺泽、少海。

适宜体位 坐位。

使用工具 火罐、三棱针。

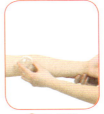
⑦ 拔尺泽

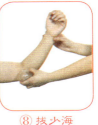
⑧ 拔少海

操作手法 先对阿是进行操作，进行局部消毒以后，用三棱针点刺放血，以血液由紫黑色变成鲜红色为宜，然后在针孔上，采用闪火法拔罐，一般留罐10～15分钟。对手三里、尺泽、少海直接用火罐拔，亦可以采用闪罐法操作，反复5～6次（图⑦、图⑧）。

敷贴

选取穴位 患侧曲池、肘髎、手三里、阿是。

药物选用 血竭150克，红花、乳香、没药各25克，朱砂、儿茶各20克，冰片2克。

操作手法 将上述药物烘干、研成细末，加入酒调匀，制成糊状，需用时取适量，敷贴于穴位上，外用代温灸膏固定，每天1次，7天为1个疗程。

肱骨内上髁炎

肱骨内上髁炎是一种因腕关节背伸等使紧张的屈腕肌群突然被动过牵，造成前臂屈肌总腱在肱骨内上髁附着处受伤而出现的肱骨内上髁骨膜下出血、骨膜炎等病症。刮痧、拔罐可以通过疏通局部经络调节全身气血，从而治疗肱骨内上髁炎。

刮痧

选取穴位 阿是、臂臑、肩髎、曲池、天宗、秉风、养老。

适宜体位 坐位。

使用工具 刮痧板。

操作手法 先用较轻的力度触摸病变部位的局部，

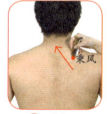
① 刮秉风

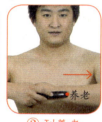
② 刮养老

找到最痛点，然后用刮痧板刮，之后刮局部穴位，对臂臑、肩髎、曲池、秉风、养老等应顺着其所在经络循行线路刮，力度宜重（图①、图②）。

拔罐

选取穴位 臑俞、肩贞、天井、小海。

辅配穴位 疼痛明显者，加阿是；活动受限、经络拘挛者，加太溪、太冲。

适宜体位 坐位。

使用工具 火罐。

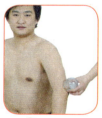
③ 拔天井

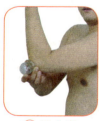
④ 拔小海

操作手法 先对主穴消毒，然后选用中号火罐，采用闪火法拔，最后对小海用小号火罐拔，留罐时间宜短（图③、图④）。

贴心保健指南

◎患有肱骨内上髁炎者在工作时应保持正确的姿势，尤其在用腕关节时，应尽量减少腕部的屈曲活动。

◎在进行手臂的大幅度运动（掷标枪、投铅球等）时，要减小手臂的内旋幅度。

强直性脊柱炎

强直性脊柱炎以脊柱关节和骶髂关节的慢性炎症、椎间盘纤维环，以及结缔组织的钙化、骨化为主要症状。艾灸、刮痧、拔罐有疏通经络、活血化瘀等功能，可以激活骨细胞，强健骨骼，治疗强直性脊柱炎。

艾灸

选取穴位 夹脊、肝俞、足三里、后溪、三阴交、肾俞、脾俞。

操作手法 对后溪采用艾炷灸，每次3～5壮，每天1～2次；对其余穴位采用温和灸，每个穴位每次15～30分钟，每天1次。

刮痧

选取穴位 大杼、肝俞、脾俞、肾俞、小肠俞、委中、阳陵泉。

适宜体位 俯卧位、坐位。

使用工具 刮痧板、三棱针。

操作手法 依次刮大杼、肝俞、脾俞、肾俞、小肠俞，一般用刮痧板的厚缘操作（图①）。刮委中时可以配合用三棱针点刺放血。刮阳陵泉时可以由肢体的近端至远端用刮痧板的薄缘操作（图②）。

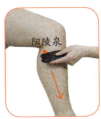

① 刮大杼至小肠俞　　② 刮阳陵泉

拔罐

选取穴位 大椎、陶道、身柱、至阳至命门、肾俞、气海俞、环跳、承山。

适宜体位 俯卧位。

使用工具 火罐、三棱针。

操作手法 先对穴位消毒，然后用三棱针对各穴位点刺放1～2毫升血，之后在穴位上拔火罐，留罐5～10分钟，在局部拔出较多瘀血后起罐，每隔2～3天重复1次（图③、图④）。

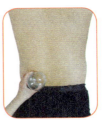

③ 拔至阳　　④ 拔气海俞

腰肌劳损

腰肌劳损是一种临床上常见的腰部的肌肉、筋膜、韧带等软组织受到慢性疲劳性损伤的病症。其主要症状为腰部酸痛或冷痛，劳累后加重，休息时减轻。患有腰肌劳损者的腰部外形及腰部活动多无异常，也无明显腰肌痉挛。按摩、艾灸、刮痧、拔罐、敷贴可以缓解腰肌劳损带来的腰部不适。

按摩

选取穴位 足三里、大杼、脾俞、肝俞、胃俞、志室、大肠俞、委中、肾俞、命门。

操作手法

❶ 按摩者用全掌或掌根按揉被按摩者的腰部两侧，力度以能带动皮下肌肉为宜。根据被按摩者的体质也可以将双手手掌重叠进行按揉，自上而下反复操作，每次3～5分钟。

❷ 被按摩者取俯卧位，按摩者用指关节侧滚被按摩者的肝俞、脾俞、胃俞、肾俞、大杼、大肠俞、志室，两侧交替进行，每侧5次（图①）。

❸ 按摩者将双手手掌贴于被按摩者的命门，手指方向与脊柱垂直，横向快速摩擦被按摩者的腰部，双手手掌前后交替进行，以被按摩者感到湿热为宜。

❹ 按摩者用拇指指腹按揉被按摩者的委中、足三里，以被按摩者感到酸胀为宜（图②）。

❺ 自我按摩：手握空拳，叩击腰部两侧的肾俞，逐渐用力，以舒适为宜，左右各叩击30次（图③）。

❻ 自我按摩：五指并拢，先将双手手掌快速搓擦，以感到烫为宜，然后迅速将双手手掌紧贴于腰部命门及两侧肾俞上，最后左右往返搓擦腰部两侧，以感到温热为宜（图④）。

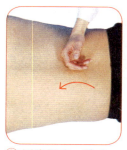 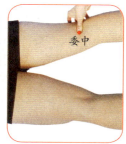 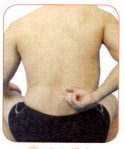 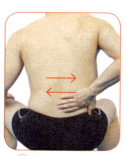

① 侧滚肝俞、脾俞、胃俞、大杼、大肠俞、志室　　② 按揉委中　　③ 叩击肾俞　　④ 搓擦腰部两侧

艾灸

选取穴位　志室、肾俞、大肠俞、委中、阿是。

辅配穴位　寒湿者，加阴陵泉、三阴交；肾虚者，加命门、关元、太溪。

操作手法　采用直接灸，每次选取4个穴位，每个穴位10～15分钟，每天1次，6天为1个疗程。

刮痧

选取穴位　八髎、肾俞、外关、合谷、委中、足三里至昆仑。

适宜体位　俯卧位、坐位。

使用工具　刮痧板。

操作手法　在八髎上涂适量红花油，对其用刮痧板的厚缘由上至下刮；对其余穴位也由上至下刮，如对足三里至昆仑由上至下刮，每次30～40下（图⑤、图⑥）。

拔罐

选取穴位　阿是、肾俞、志室、气海俞、命门、腰阳关、次髎、委中。

适宜体位　俯卧位。

使用工具　三棱针、火罐。

操作手法　先用三棱针对阿是点刺，挤出1～2毫升血液，以血液由紫黑色变成鲜红色为宜，然后在针孔上拔罐，采用闪罐法，重复3～5次。对肾俞、命门、志室、腰阳关、气海俞，皆可以采用排罐法，留罐15～20分钟，力度可稍重；对次髎、委中，皆可以配合使用三棱针点刺放血，并配合拔火罐，以助散瘀、温经、止痛（图⑦、图⑧）。

敷贴

选取穴位　腰部的穴位。

药物选用　生姜120克，吴茱萸90克，花椒60克，肉桂、葱头各30克。

操作手法　将上述药物炒热，需用时取适量，放入纱布袋，将纱布袋敷贴于腰部，每天1次，5天为1个疗程。

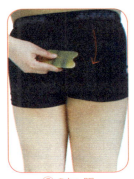

⑤ 刮八髎

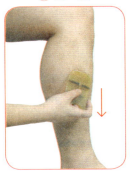

⑥ 刮足三里至昆仑

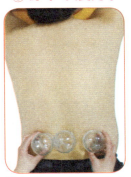

⑦ 拔肾俞、命门、志室

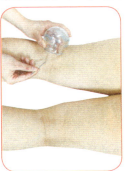

⑧ 刺络拔罐法拔委中

腰椎间盘突出

　　腰椎间盘突出较为常见，是一种由腰椎间盘各部分尤其是髓核有不同程度的退行性改变后，在外界因素的作用下，相邻的组织受到刺激或压迫引发的病症。按摩、艾灸、刮痧、拔罐、敷贴对腰椎间盘突出的辅助治疗效果不错。

按摩

选取穴位　命门、环跳、肾俞、大肠俞、承山。

操作手法

❶　被按摩者取俯卧位，按摩者将双手拇指掌侧置于环跳上，将其余四指置于臀部两侧，双手拇指徐徐加力按揉环跳，长按3～5分钟（图①）。

❷　按摩者用点按工具点按被按摩者的命门、大肠俞、肾俞，每个穴位每次1分钟，以被按摩者感到酸胀为宜，也可以用双手拇指指腹代替点按工具（图②、图③）。

❸　按摩者用按摩工具或食指指腹按压被按摩者一侧的承山3～5分钟，也可以同时顺时针、逆时针按压，以被按摩者局部感到酸胀为宜，坚持按摩一段时间，腰椎间盘突出会有所缓解（图④）。

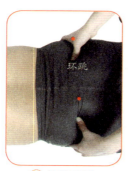 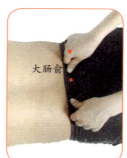 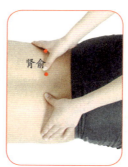 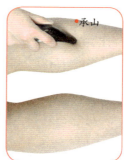

① 按揉环跳　　② 点按大肠俞　　③ 点按肾俞　　④ 按压承山

艾灸

选取穴位　殷门、承山、腰夹脊、阿是。

辅配穴位　足三里、后溪、昆仑。

操作手法　采用温针灸，每天1次，6天为1个疗程。

刮痧

选取穴位 命门、肾俞、大肠俞、患侧环跳、风市、阳陵泉、委中、昆仑。

辅配穴位 疼痛出现放射感者，加承扶至殷门、承山、悬钟；腰部酸软者，加太溪。

适宜体位 俯卧位。

使用工具 刮痧板。

操作手法 对所选主穴用较强的刺激手法操作，以改善下肢的血液循环，促进下肢感觉功能的恢复；对环跳、阳陵泉亦可以用刮痧板的角端点按，以身体能耐受为宜；刮风市时要顺着足少阳胆经的循行线路操作，力度宜重；对肾俞、大肠俞、命门等可以采用补法，以促进腰背肌肉组织的代谢，并随症选用辅配穴位，如承扶至殷门，力度宜重（图⑤、图⑥）。

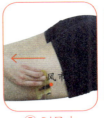

⑤ 刮风市

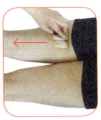
⑥ 刮承扶至殷门

拔罐

选取穴位 委中、承山至昆仑、志室。

辅配穴位 寒湿阻络型，加肾俞、腰阳关、秩边。

适宜体位 俯卧位、坐位。

使用工具 火罐、梅花针。

操作手法 先用梅花针刺承山至昆仑数下，然后在局部涂上润滑油，用小号火罐拔，以皮肤出现深红色的瘀血为宜，然后对志室采用闪火法拔（图⑦、图⑧）。对委中亦可以采用刺络拔罐法，先用梅花针点刺穴位，然后采用闪火法或投火法在穴位上拔罐，留罐10~15分钟。

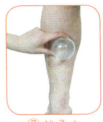
⑦ 拔承山

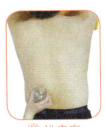
⑧ 拔志室

敷贴

选取穴位 悬钟、委中、阳陵泉、环跳、大肠俞。

药物选用 当归、丹参、海风藤各15克，独活、羌活、桑枝、京三棱、木瓜各12克，川芎10克，桂枝6克，乳香、没药各5克。

操作手法 将上述药物研成细末，取适量，加入醋调匀，制成饼状，敷贴于穴位上，外用追风膏固定，隔天1次，10次为1个疗程。

坐骨神经痛

坐骨神经痛是一种由坐骨神经周围组织的压迫或其本身的病变引起的病症，主要症状为坐骨神经分布的臀部、下肢后侧及外侧、足背部外侧出现放射感的疼痛。其多见单侧病变，严重者小腿后部还会出现酸胀、麻木等，打喷嚏或大便时疼痛感会加重。

按摩

选取穴位　环跳、太溪、肾俞、承扶、殷门、委中、承山、昆仑。

操作手法

❶ 被按摩者取俯卧位，按摩者一手扶住被按摩者的腰部，另一手手掌自被按摩者的肾俞开始，向下经环跳推至委中，反复5次。

❷ 按摩者将掌心朝下按揉被按摩者的肾俞、环跳、承扶、殷门、委中、承山各2分钟，也可以用圆头按摩工具按揉（图①）。

❸ 按摩者将手臂弯曲，突出肘关节，用肘尖点按被按摩者的环跳，每次1分钟，也可以用圆珠笔等按摩工具点按（图②）。

❹ 自我按摩：取健侧卧位，将患侧食指、中指、无名指、小指并拢，从肾俞开始，向下先经臀部后侧，再经大腿后侧按揉至委中，反复5次。

❺ 自我按摩：将患侧手握空拳，叩击腰部及大腿后侧，从肾俞开始，向下经环跳至委中，反复5次，逐渐用力，以局部有酸胀感、放射感为宜，也可以用按摩槌叩击（图③）。

❻ 自我按摩：取坐位，往返揉捏小腿后侧3～5次，点按承山2分钟。

❼ 自我按摩：拇指和食指相对用力捏拿昆仑、太溪，每次2分钟，以局部有酸胀感为宜（图④）。

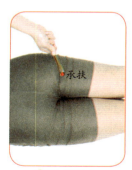
① 按揉承扶

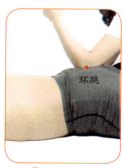
② 点按环跳

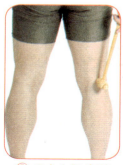
③ 叩击大腿后侧

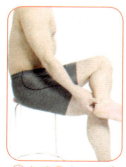
④ 捏拿昆仑、太溪

艾灸

选取穴位 委中、环跳、秩边、腰夹脊。

辅配穴位 膝盖以下疼痛者，加足三里、阳陵泉、承山、悬钟、昆仑；大腿后侧疼痛者，加殷门、承扶；臀部疼痛者，加次髎；腰部疼痛者，加肾俞、关元俞。

操作手法 采用直接灸，每次选取5个穴位，每天1次，6天为1个疗程。

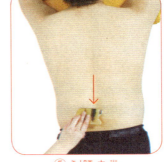
⑤ 刮腰夹脊

刮痧

选取穴位 阿是、肾俞、气海俞、腰夹脊。

辅配穴位 疼痛剧烈难忍者，加次髎、秩边；疼痛出现放射感者，加环跳、承扶、承筋。

适宜体位 俯卧位、坐位。

使用工具 刮痧板。

操作手法 先由上至下刮阿是，亦可以用刮痧板的角端点按阿是，然后刮肾俞、气海俞、腰夹脊，最后结合具体的症状刮相应的辅配穴位，如刮秩边（图⑤、图⑥）。

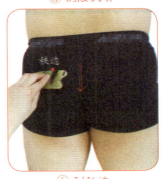
⑥ 刮秩边

拔罐

选取穴位 腰夹脊、阿是、环跳、承扶、委中、阳陵泉、悬钟。

辅配穴位 寒湿重、腰部沉重者，加命门、腰阳关、肾俞、关元俞；瘀血阻滞、刺痛明显者，加肾俞、膈俞、关元俞。

适宜体位 坐位、俯卧位。

使用工具 三棱针、梅花针、火罐。

操作手法 先对承扶、悬钟等主穴进行消毒，用梅花针刺数下后放血，然后立即将火罐拔于所刺的穴位上，每次选取4~6个穴位，每周1~2次，6次为1个疗程（图⑦、图⑧）。

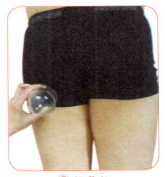
⑦ 拔承扶

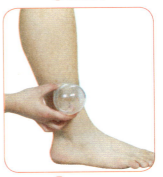
⑧ 拔悬钟

风湿性关节炎

风湿性关节炎是一种能引起严重畸形的慢性自身免疫性病症，80%的患者的发病年龄在20～45岁。其主要症状为关节肿胀、疼痛，关节活动障碍，晨起手指僵硬，手脚麻痹等。

按摩

选取穴位 血海、梁丘、足三里、太溪、涌泉、外关、阳池、承山、昆仑、阳陵泉、曲池、手三里、合谷。

操作手法

❶ 按摩者弯曲拇指，用拇指指端点揉被按摩者的合谷、阳池，每个穴位每次2分钟，以被按摩者感到酸胀为宜（图①）。

❷ 按摩者用拇指和食指逐个捻揉被按摩者的五指，从指根到指端，反复10次。

❸ 被按摩者取站位，按摩者用拇指指腹点揉被按摩者的阳陵泉、足三里、承山、太溪、昆仑，每个穴位每次2～3分钟，同时可以配合膝关节、踝关节的屈伸运动（图②）。

❹ 按摩者将自己的劳宫与被按摩者的涌泉相对，做手掌与足掌的横向摩擦，反复50次，以被按摩者感到温热为宜。

❺ 自我按摩：用按摩工具点揉曲池、手三里、外关、合谷，每个穴位每次2分钟，以感到酸麻为宜（图③）。

❻ 自我按摩：用拇指指腹点揉膝关节上方的血海、梁丘，双腿交替进行，每次3分钟（图④）。

❼ 自我按摩：用热水泡脚后盘坐，拇指和食指相对用力捻揉足趾，依次进行十趾捻揉，以足趾感到温热为宜。

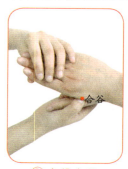
① 点揉合谷

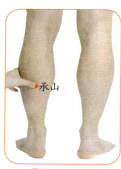
② 点揉承山

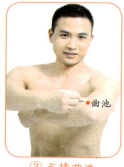
③ 点揉曲池

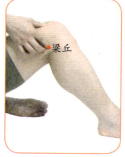
④ 点揉梁丘

艾灸

选取穴位　血海、曲池、足三里、肝俞、阿是。

操作手法　采用隔姜灸，每个穴位3～5壮，每天1次，10天为1个疗程。

刮痧

选取穴位　大椎至命门、大杼至肾俞。

辅配穴位　疼痛明显、遇寒加重者，加风门、腰阳关；肾虚、腰酸软无力者，加太溪。

适宜体位　俯卧位、坐位。

使用工具　刮痧板。

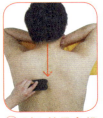
⑤ 刮大椎至命门

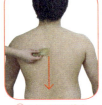
⑥ 刮大杼至肾俞

操作手法　刮督脉的大椎至命门时，一般用刮痧板的厚缘操作，力度不宜过重，以皮肤发红为宜；刮足太阳膀胱经的大杼至肾俞时，力度可稍重，沿主六刮3道，以皮肤变成紫红色或出现痧痕为宜（图⑤、图⑥）。

拔罐

选取穴位　大椎、血海、足三里。

辅配穴位　肩髎、外关、承山、跗阳、委中。

适宜体位　俯卧位、坐位。

使用工具　火罐、梅花针、三棱针。

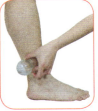
⑦ 拔跗阳

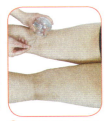
⑧ 刺络拔罐法拔委中

操作手法　先在大椎上采用闪火法拔罐，起罐后，如果穴位上的颜色变得青紫，那么可以加拔血海以活血化瘀；如果穴位上的颜色变得浅淡，那么可以加拔足三里以补益气血；然后随症配合拔相应的辅配穴位。对肩髎、外关用小号火罐操作，对承山、跗阳用中号火罐采用闪火法操作，对委中用三棱针或梅花针刺后，拔火罐（图⑦、图⑧）。

敷贴

选取穴位　病变部位的穴位。

药物选用　紫荆皮30克，赤芍20克，独活15克，葱白适量。

操作手法　将上述药物研成细末，取15克，加入葱白捣烂成泥，需用时取适量，先将药泥先置于火上烘热，然后摊在纱布上，敷贴于穴位上，外用胶布固定。

踝关节扭伤

走路时不小心扭到脚，或在剧烈运动中关节囊、韧带、肌腱发生撕裂，都可能造成踝关节扭伤。轻者可能仅导致韧带部分断裂，重者则有可能导致韧带完全断裂或韧带及关节囊附着处的骨质发生撕裂。按摩、艾灸、刮痧、拔罐、敷贴都可以减轻痛苦，缓解踝关节扭伤。

按摩

选取穴位 解溪、足三里、昆仑、太溪、公孙、太白、三阴交、环跳、丘墟、悬钟、阳陵泉。

操作手法

❶ 被按摩者取仰卧位或坐位，按摩者一手托住被按摩者的足部，另一手由远端至近端轻推被按摩者踝关节的肿胀部位，每次2分钟，每分钟60~80次（图①）。

❷ 被按摩者取仰卧位或坐位，按摩者找到被按摩者踝关节的疼痛点，将食指、中指、无名指并拢，从被按摩者的疼痛点周围开始慢揉，逐渐揉到中心，力度应逐渐由轻到重，每次3分钟（图②）。

❸ 按摩者用拇指指腹按压被按摩者的环跳、昆仑、解溪、丘墟、悬钟、阳陵泉、太溪、公孙、太白，按压时力度要适中，以被按摩者感到温热为宜，每个穴位每次2分钟（图③）。

❹ 按摩者若看见被按摩者踝关节的肿胀部位存在瘀血，则加点按三阴交、足三里，点按时力度要适中，以被按摩者感到酸胀为宜，每个穴位每次2分钟（图④）。

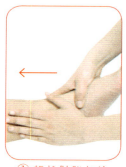
① 轻推肿胀部位

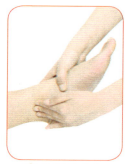
② 按揉疼痛点

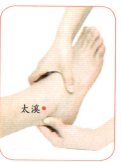
太溪
③ 按压太溪

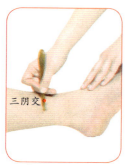
三阴交
④ 点按三阴交

艾灸

选取穴位 申脉、解溪、昆仑、太溪、照海、悬钟、血海、三阴交、合谷、足三里、阿是。

操作手法 采用隔姜灸，每次选取5个穴位，每个穴位3壮，每天1次，3天为1个疗程（图⑤）。

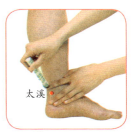
⑤ 艾灸太溪

刮痧

选取穴位 阳陵泉至丘墟、曲泉至太冲、解溪、太溪。
适宜体位 坐位。
使用工具 刮痧板。
操作手法 先从足少阳胆经的阳陵泉开始，沿小腿外侧，经过悬钟，刮至丘墟，然后从足厥阴肝经的曲泉开始，沿小腿内侧，经三阴交、中封等，刮至太冲（图⑥、图⑦）。

对踝关节附近的解溪、太溪，直接用刮痧板的角端点按。

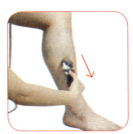
⑥ 刮阳陵泉至丘墟

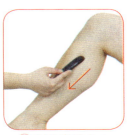
⑦ 刮曲泉至太冲

拔罐

选取穴位 阿是。
辅配穴位 外踝疼痛明显者，加丘墟、悬钟；内踝疼痛明显者，加商丘、三阴交。
适宜体位 坐位。
使用工具 三棱针、火罐。
操作手法 找出最痛点，对其进行常规消毒，用三棱针刺数下后放血，待血液由紫黑色变成鲜红色后，取1个中号火罐，采用闪火法拔阿是，10分钟后取下，将瘀血擦净。随症配合拔丘墟、商丘等穴位时，亦采用以上方法进行操作（图⑧、图⑨）。

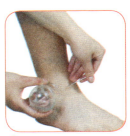
⑧ 刺络拔罐法拔丘墟

敷贴

选取穴位 踝关节附近的穴位。
药物选用 川乌、草乌、麻黄各50克，炙马钱子、土鳖虫、红花、乳香各10克。
操作手法 将上述药物研成细末，加入白酒调匀，制成糊状，需用时取适量，敷贴于穴位上，盖上纱布，外用胶布固定。

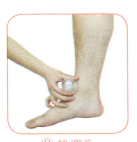
⑨ 拔商丘

膝关节痛

膝关节痛常见于风湿性或类风湿关节炎、膝关节韧带损伤、半月板损伤、骨质增生、膝关节周围纤维组织炎等，可以用刮痧、拔罐、敷贴治疗。

刮痧

选取穴位 患侧膝眼、鹤顶、梁丘、足三里、患侧阴陵泉、委阳、委中。
辅配穴位 血海、地机、阳陵泉、阴谷、承山。
适宜体位 坐位、俯卧位。
使用工具 刮痧板。
操作手法 用刮痧板反复刮梁丘、鹤顶等穴位；一般用刮痧板的角端点按膝眼（图①、图②）。

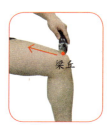

① 刮梁丘　　② 点按膝眼

拔罐

选取穴位 阿是、阴陵泉、膝关、曲泉、阴谷。
辅配穴位 脾俞、关元、足三里、肝俞、肾俞、大杼、悬钟。
适宜体位 坐位。
使用工具 火罐、梅花针。
操作手法 先用梅花针刺阿是数下后放血，然后拔罐5分钟，隔天1次。对阴陵泉、膝关、曲泉、阴谷，采用闪火法拔罐，留罐10~15分钟（图③、图④）。

③ 拔膝关　　④ 拔阴谷

敷贴

选取穴位 膝眼、鹤顶。
药物选用 透骨草30克，麻黄12克，细辛10克，甘草、乳香、马钱子各9克。
操作手法 将上述药物研成粉末，加入香油调匀，制成糊状，需用时取适量，敷贴于穴位上，盖上纱布，外用胶布固定，每天1次，3天为1个疗程。